Ernährungsforschung

Wissenschaft und Praxis

Aus dem Inhalt:

Zum Bereich „Ernährungswissenschaft“ an der Handelshochschule Leipzig

Ernährungsausbildung in der VR Polen

„Woche der gesunden Ernährung“ im VEB Walzwerk Hettstedt

Informationen der GfE

Trends der Lebensmittelerzeugung

75 Jahre Deutsches Hygiene-Museum in der DDR

Akademie-Verlag · Berlin

ISSN 0071-1179

Ernährungsforschung, Berlin 32 (1987) 6, 153—184

Band 32 · 1987 · Heft 6

Herausgeber:
Zentralinstitut für Ernährung der Akademie der Wissenschaften der DDR
Direktor: Prof. Dr. habil. H. Schmandke

In Zusammenarbeit mit
der Gesellschaft für Ernährung in der DDR (Vorsitzender: Prof. Dr. habil. G. Gebhardt), der Arbeitsgruppe Ernährung beim Nationalen Komitee für Gesundheitserziehung der DDR (Leiter: Prof. Dr. habil. H. Haenel) und dem Warenzeichenverband Diätetische Erzeugnisse der DDR (Vorsitzender: H. Gerold).

Redaktion:
Prof. Dr. Hans-Albrecht Ketz (Chefredakteur), Dr. Klaus Jürgen Petzke, Dr. Wolfgang Rödel (Informationen der Gesellschaft für Ernährung in der DDR), Dr. Jürgen Schliemann.

Anschrift der Redaktion:
Zentralinstitut für Ernährung der Akademie der Wissenschaften der DDR, Arthur-Scheunert-Allee 114–116, DDR-1505 Bergholz-Rehbrücke, Tel.: Bergholz-Rehbrücke 8335

Verlag:
Akademie-Verlag Berlin, Leipziger Str. 3–4, DDR-1086 Berlin: Fernruf 2236221 oder 2236229.
Telex-Nr. 114420:
Bank: Staatsbank der DDR, Berlin, Kto.-Nr.: 6836-26-20712.
Veröffentlicht unter der Lizenznummer 1656 des Presseamtes beim Vorsitzenden des Ministerrates der Deutschen Demokratischen Republik.

Gesamtherstellung:
VEB Druckerei „Thomas Müntzer", DDR-5820 Bad Langensalza.
Erscheinungsweise:
Die Zeitschrift „Ernährungsforschung" erscheint jährlich in einem Band mit 6 Heften. Bezugspreis je Band 72,– DM zuzüglich Versandspesen; Preis je Heft 12,– DM. Der gültige Jahresbezugspreis für die DDR ist der Postzeitungsliste zu entnehmen.
Bestellnummer dieses Heftes: 1091/32/6.

AN (EDV) 7821
00500

Ernährungsforschung

Band 32 · 1987 · Heft 6

Inhaltsverzeichnis

Zum Gegenstand der Wissenschaftsdisziplin „Ernährungswissenschaft" und ihrer Aufgaben an der Handelshochschule Leipzig . . . 153
Die Ausbildung von Fachleuten für die Gemeinschaftsverpflegung in der VR Polen . . . 156
Die „Woche der gesunden Ernährung" im VEB Walzwerk Hettstedt 158
Die GfE informiert
– Arbeitsgemeinschaft für Parenterale und Sondenernährung Bericht und Kurzfassungen des 3. Symposiums für klinische Ernährung und Stoffwechselfragen „Ernährungsbehandlung bei Malignomen" . . . 162
– 2. Fortbildungstagung für Krankenpflegepersonal . . . 169
Internationale Trends der Lebensmittelerzeugung . . . 169
– Personalia . . . 170
Das Deutsche Hygiene-Museum in der DDR besteht 75 Jahre . . . 171
Buchbesprechungen
– Hygiene-Richtlinien für Großküchen in der Gemeinschaftsverpflegung . . . 172
– Nutrition Monitoring in the United States . . . 172
– Fish – Five-language Dictionnary . . . 173
– Neuerscheinungen der WHO . . . 173
Aus anderen Zeitschriften . . . 174
Aktuelle Medizin . . . 176
Neue internationale Zeitschrift . . . 178
Tagungsbericht Codex-Ausschuß Pflanzenproteine . . . 178
Aus anderen Ländern . . . 179
Informationen für die Gemeinschaftsverpflegung . . . 181
Warenkundliches Kolloquium Leipzig . . . 181
Buchbesprechungen . . . 182
Wußten Sie schon . . . 184
Anfragen – Antworten . . . 184
Hintere Umschlagseite: Inhaltsstoffe von Lebensmitteln

Bezugsmöglichkeiten:

Bestellungen sind zu richten
- **in der DDR** an den Postzeitungsvertrieb unter Angabe der Kundennummer des Bestellenden oder an den AKADEMIE-VERLAG BERLIN, Leipziger Str. 3–4, DDR-1086 Berlin;
- **im sozialistischen Ausland** an eine Buchhandlung für fremdsprachige Literatur oder an den zuständigen Postzeitungsvertrieb;
- **in der BRD und Berlin(West)** an eine Buchhandlung oder an die Auslieferungsstelle KUNST UND WISSEN, Erich Bieber OHG, Wilhelmstr. 4–6, D-7000 Stuttgart 1;
- **in den übrigen westeuropäischen Ländern** an eine Buchhandlung oder an die Auslieferungsstelle KUNST UND WISSEN, Erich Bieber GmbH, General Wille-Str. 4, CH-8002 Zürich;
- **im übrigen Ausland** an den Internationalen Buch- und Zeitschriftenhandel, den Buchexport, Volkseigener Außenhandelsbetrieb der Deutschen Demokratischen Republik, Postfach 160, DDR-7010 Leipzig, oder an den AKADEMIE-VERLAG BERLIN, Leipziger Str. 3–4, DDR-1086 Berlin,

Hinweise für Autoren:

Die Manuskripte sind in Original-Maschinenschrift einseitig und zweizeilig, pro Zeile im Durchschnitt 60 Anschläge, der Redaktion einzureichen. Der Umfang des Manuskriptes sollte 10 bis 12 Seiten nicht überschreiten. Es werden nur reproduktionsfähige Abbildungen angenommen, die auf der Rückseite mit lfd. Nr. und Namen des Autors zu versehen sind. Die Legenden der Abbildungen sowie die Tabellen sind gesondert zu schreiben. Zwischentitel, kurze Zusammenfassungen und Empfehlungen für die Praxis sind erwünscht.
Literaturhinweise sind auf einen Mindestumfang zu beschränken. Die Nummern der Literaturangaben sind im Text und in den Literaturhinweisen in eckige Klammern zu setzen.
Bitte im Manuskript keine Unterstreichungen vornehmen.
Die Redaktion behält sich eine Überarbeitung der angenommenen Manuskripte vor.
Die Beiträge werden honoriert. Der Autor erhält kostenlos 25 Sonderdrucke seines Beitrages als Fortdrucke.

Ernährungsforschung 32 (1987) 6, 153—155

D. Schilling

Zum Gegenstand der Wissenschaftsdisziplin „Ernährungswissenschaft“ und ihrer Aufgaben an der Handelshochschule Leipzig

Die grundlegenden Beschlüsse des XI. Parteitages der SED, mit denen ein qualitativ neuer Abschnitt bei der weiteren Gestaltung der entwickelten sozialistischen Gesellschaft eingeleitet wurde [1], stellen neue anspruchsvolle Aufgaben an die Wissenschaften.
Im Vordergrund stehen dabei die Vertiefung der Zusammenarbeit der verschiedenen Disziplinen, insbesondere von Natur- und Gesellschaftswissenschaften sowie die Verflechtung von Wissenschaft und Produktion. Als vorrangiges Anliegen der Universitäten und Hochschulen wurde die Schaffung des notwendigen Bildungsvorlaufes herausgearbeitet. Die Weiterbildung erhält dabei einen höheren Stellenwert.
Ausgehend von diesen grundlegenden Prämissen kommt der Ausarbeitung bzw. der Qualifizierung der Wissenschaftskonzeptionen, in denen Gegenstand und Stellung der Wissenschaftsdisziplin im System der Wissenschaften bestimmt und die Aufgaben auf dem Gebiet der Entwicklung der Lehre und Forschung sowie der Entwicklung des gesellschaftlichen Lebens formuliert und begründet werden, eine große Bedeutung zu.
In diese Aufgabenstellung eingeordnet gilt es ebenfalls, Gegenstand und Stellung der an der Handelshochschule Leipzig noch relativ jungen Wissenschaftsdisziplin „Ernährungswissenschaft“ zu bestimmen sowie die Aufgaben auf dem Gebiet der Aus- und Weiterbildung und die primär davon ausgehenden möglichen Forschungsaufgaben als Alternativen zu diskutieren.

Zum Gegenstand „Ernährungswissenschaft“ im System der Wissenschaften

Die Ernährungswissenschaft erforscht die Gesetzmäßigkeiten der Ernährung und Nahrung der Menschen als Individuen und als soziale Gemeinschaft. Sie ist auf die Durchsetzung des wissenschaftlich-technischen Fortschritts bei der Ernährung der Menschen in der Einheit von Entwicklung sowie Art und Weise der Befriedigung der auf biologischen Stoffwechselprozessen basierenden und gesellschaftlich determinierten Ernährungsbedürfnisse gerichtet und schließt die Lebensmittel (Nahrungs- und Genußmittel) als Gegenstand der Befriedigung ein.
Die Ernährungswissenschaft dient damit der in die weitere Erhöhung des Lebensniveaus des Volkes eingeschlossenen immer besseren Befriedigung wachsender Ernährungsbedürfnisse unter den Grundprämissen

- der Herausbildung einer Konsumtionsstruktur in Übereinstimmung mit volksgesundheitlichen Erfordernissen sowie kulturellen und ästhetischen Ansprüchen;
- der effektiven Nutzung und dem planmäßigen Ausbau der gesellschaftlich organisierten individuellen Konsumtion im Gaststättenwesen einschließlich der Gemeinschaftsverpflegung;
- der Sicherung der spezifischen Ernährungserfordernisse diätbedürftiger Bürger in Übereinstimmung mit der Gesundheits- und Sozialpolitik unseres Staates;
- der Reduzierung des Zeitaufwandes bei der Vorbereitung und Nachbereitung in der Konsumtion der Lebensmittel für mehr echte Freizeit und ihrer Nutzung für kulturelle und soziale Bedürfnisse.

Übergreifend gilt für den Ernährungskomplex die bereits von den Klassikern des Marxismus-Leninismus begründete Aufgabenstellung, die Effektivität des gesellschaftlichen Reproduktionsprozesses im Ernährungskomplex auf dem Wege der sozialistischen Intensivierung zu erhöhen, denn: „Je weniger Zeit die Gesellschaft bedarf, um Weizen, Vieh etc. zu produzieren, desto mehr Zeit gewinnt sie zu anderen Produkten, materiellen und geistigen.“ [2]
Die Hervorhebung des Verhältnisses von Aufwand und Nutzen unter gesamtgesellschaftlichem Aspekt als inhaltlichen Schwerpunkt auf ernährungswissenschaftlichem Gebiet ist nach Groß mit der Herausbildung der ernährungsökonomischen Forschung in der DDR verbunden. [3]
Ausgehend von den Erkenntnissen der marxistisch-leninistischen Philosophie als weltanschauliche Grundlage hat die Ernährungswissenschaft ihren Beitrag zur Theorieentwicklung und der weiteren Vertiefung der unerläßlichen Einheit von Wissenschaft und gesellschaftlicher Praxis zu leisten.
Die Erfassung der Komplexität des Gegenstandes als einheitliches und zugleich differenziertes Ganzes und die vielschichtige Aufgabenstellung der Disziplin „Ernährungswissenschaft“ ist erst unter den Bedingungen der entwickelten sozialistischen Gesellschaft möglich und gleichzeitig zu einer wichtigen Seite der Verbindung der Errungenschaften der wissenschaftlich-technischen Revolution mit den Vorzügen des Sozialismus geworden.
In der Vergangenheit war die Ernährungswissenschaft einseitig auf die Erforschung der Naturgesetze auf dem Gebiet der Ernährung gerichtet. Rudimente dieser, aus den Grenzen der kapitalistischen Gesellschaftsordnung resultierenden Auffassung, behindern bis heute die Umsetzung wissenschaftlicher Erkenntnisse in die gesellschaftliche Praxis; insbesondere im Zusammenhang von Ernährung und Gesundheit. In der Literatur setzt sich die Auffassung von der

„gesellschaftlichen Bedingtheit“ der Ernährung immer mehr durch. [4] [5]
Die Ernährungswissenschaft ist demzufolge als eine Rahmendisziplin aufzufassen, die als interdisziplinäre Wissenschaft sowohl naturwissenschaftliche als auch technische und gesellschaftliche Wissensgebiete in sich vereint. In ihr werden für die Wissenschaftsentwicklung charakteristische Integrationsprozesse unmittelbar deutlich.
Sie vollziehen sich dynamisch in Einheit und dialektischer Wechselwirkung mit einer sich ausdehnenden und vertiefenden Differenzierung der direkt und indirekt integrierten Wissenschaftsgebiete.
Zu den tragenden, direkt integrierten Wissenschaftsgebieten der Ernährungswissenschaft, die in der Regel gleichzeitig Teildisziplinen bzw. angewandte Wissensgebiete eigenständiger Wissenschaftsdisziplinen sind, gehören u. a.: [6]

- Ernährungsphysiologie
- Biochemie der Nährstoffe
- Molekularbiologie
- Humanbiologie
- Hygiene und Toxikologie der Ernährung
- Mikrobiologie der Ernährung
- Lebensmittelchemie
- Technologie der Lebensmittelproduktion
- Kochwissenschaft
- Ernährungsökonomie
- Ökonomie des Lebensmittelhandels und Agrarmarktes
- Lebensmittelwarenkunde
- Ernährungssoziologie
- Ernährungspsychologie
- Diätetik
- Welternährungsproblematik als Bestandteil der Globalistik

Stellung und Aufgaben der Wissenschaftsdisziplin „Ernährungswissenschaft“ an der Handelshochschule Leipzig

Aufgaben und Stellung der Wissenschaftsdisziplin Ernährungswissenschaft an der Handelshochschule Leipzig leiten sich in Übereinstimmung mit den objektiven Anforderungen der weiteren Ausgestaltung dieser Wissenschaftsdisziplin im nationalen Rahmen langfristig aus der durch die Hauptforschungsrichtung 14 „Ernährung“ der Akademie der Wissenschaften der DDR koordinierten Wissenschaftsstrategie ab.
Sie sollten sich arbeitsteilig entsprechend der Aufgabenstellung der Handelshochschule als Lehr- und Forschungseinrichtung für den sozialistischen Binnenhandel auf die Erforschung von relevanten Gesetzmäßigkeiten der Natur und Gesellschaft zur Erhöhung des Wirkungsgrades von Zirkulationsprozessen im Interesse der Erhöhung des Niveaus und der volkswirtschaftlichen Effektivitätserfordernisse bei der Befriedigung der wachsenden Ernährungsbedürfnisse orientieren. Das betrifft sowohl die Einbindung in die Grundlagenforschung als auch die angewandte Forschung sowie die Umsetzung der Erkenntnisse der Ernährungswissenschaft insgesamt in der Aus- und Weiterbildung.
Für diese spezifische Ausgestaltung und Aufgabenstellung ist in der DDR der WB Ernährungswissenschaft an der Handelshochschule Leipzig prädestiniert und hat als bisher einziger selbständiger Wissenschaftsbereich auf dem Gebiet der Ernährungswissenschaft an den Universitäten und Hochschulen die Verpflichtung, diese Voraussetzung zu nutzen und auszubauen.
Der WB Ernährungswissenschaft hat damit gleichzeitig seinen eigenständigen Platz im System der Organisation des wissenschaftlichen Vorlaufes bei der Herausbildung des volkswirtschaftlichen Agrar-Industrie-Komplexes in der DDR bei der effektiven Gestaltung des gesellschaftlichen Reproduktionsprozesses zur immer besseren Befriedigung der wachsenden Ernährungsbedürfnisse. Letzteres wird dadurch untermauert, daß nach neueren Erkenntnissen die Bereiche der Zirkulation und Realisierung der Warenproduktion als selbständige Sphäre des Agrar-Industrie-Komplexes ausgewiesen werden. [7]
Abgeleitet aus diesen Ausgangspositionen konzentriert sich die Disziplin Ernährungswissenschaft an der Handelshochschule Leipzig in Forschung und Lehre auf folgende drei Hauptrichtungen:

1. Erforschung und Umsetzung ernährungswissenschaftlicher Erkenntnisse im Warenumschlag bei Lebensmitteln einschließlich ihrer landwirtschaftlichen Rohstoffe und Zwischenprodukte der Verarbeitungsindustrie, vorrangig bezogen auf die Prozesse der Fortführung der Produktion in der Zirkulation.
   Im Mittelpunkt stehen dabei Probleme der Qualitätssicherung und komplexen Qualitätserhöhung sowie der Lebensmittelhygiene bei der Produktion, Warenbewegung und Realisierung von Speisen und Getränken in öffentlichen Gaststätten und in allen Formen der Gemeinschaftsverpflegung. Darin eingebunden ist die Weiterentwicklung der Kochwissenschaft unter Nutzung des „Ernährungswissenschaftlichen Labors“ des WB's und seine effektive Auslastung durch die Testung neu- und weiterentwickelter Maschinen und Geräte der Speisenproduktion u. ä.
2. Erforschung des Ernährungsverhaltens der Bevölkerung in den Einrichtungen des Gaststättenwesens (einschließlich der Gemeinschaftsverpflegung) und in der individuellen Sphäre der privaten Haushalte unter Beachtung ihrer vielfältigen Wechselbeziehungen sowie der Ziele und Methoden der Einflußnahme im gesamtgesellschaftlichen Interesse.
   Im Mittelpunkt steht die Umsetzung ernährungswissenschaftlicher Erkenntnisse bei der planmäßigen Gestaltung des Warenangebotes im Gaststättenwesen einschließlich der Gemeinschaftsverpflegung und im Lebensmitteleinzelhandel und seine verkaufsaktive, kundenorientierte Realisierung unter Nutzung handelsspezifischer Mittel der Präsentation, Information und Werbung in Übereinstimmung mit den gesellschaftlichen Aktivitäten der Ernährungserziehung und -beratung.
3. Beiträge zur Gestaltung eines effektiven Stoffflusses und der Stoffverwertung in der Konsumtion in Wechselbeziehung mit der Erforschung von Zielen und Methoden der Einflußnahme auf die landwirtschaftliche Rohstoffproduktion einschließlich der Außenwirtschaftsbeziehungen im Ernährungskomplex, der Nahrungsgüterwirtschaft und Lebensmittelindustrie — ausgehend von gesellschaftlichen Interessen der Konsumorganisation und einer rationellen Zirkulation.
   Neue Problemstellungen bieten sich dabei im Zusammenhang mit der Lenin'schen Erkenntnis an, daß sich der Bedarf an Produktionsmitteln letztlich vom Bedarf an Konsumtionsgütern ableitet. [8]
   Im Mittelpunkt dieser Hauptrichtung steht die effektive Stoffverwertung im Zusammenhang mit den Wechselbeziehungen von Gebrauchswert und Wert über Erzeugnisentwicklung, insbesondere Veredlung, Marktvorbereitung und -einführung durch die Erhöhung des Wirkungsgrades der Zirkulationsprozesse im Ernährungskomplex.

Die schwerpunktmäßige Orientierung auf die Probleme der Produktion, Warenbewegung und Realisierung von Speisen und Getränken im Bereich des Gaststättenwesens und der Gemeinschaftsverpflegung ist die Basis für die Zuordnung

des WB Ernährungswissenschaft zur Sektion Gaststätten- und Hotelwesen und die Einbindung in den konzipierten Aufbau eines
„Gastrotechnikums"
im Rahmen dieser Sektion.

Die komplexe Aufgabenstellung bietet gleichzeitig die Grundlage, in der Wissenschaftsdisziplin Ernährungswissenschaft an der Handelshochschule Leipzig die mit den Namen Edwin Hoernle und Kurt Ritter verbundene Tradition der marxistisch-leninistischen Agrarmarkttheorie im Zusammenhang mit den handelsrelevanten Problemen der Welternährung als Globalproblem der Menschheit und Gegenstand der internationalen Klassenauseinandersetzung zwischen Sozialismus und Kapitalismus zu pflegen und weiterzuführen. Letzteres entspricht ebenfalls den wachsenden Anforderungen der Aus- und Weiterbildung ausländischer Studenten und Aspiranten insbesondere aus Entwicklungsländern, bei denen Ernährungsprobleme einen vorrangigen Stellenwert in den Bildungseinheiten haben.

Aufgaben der Wissenschaftsdisziplin „Ernährungswissenschaft" bei der Entwicklung der Lehre an der Handelshochschule Leipzig

Die Aufgaben des WB Ernährungswissenschaft auf dem Gebiet der Lehre leiten sich primär vom gegenwärtigen und künftigen Ausbildungsprofil für Handelsökonomen ab. Bezüglich der Grundlagenausbildung hat die Disziplin Ernährungswissenschaft Zuarbeiten auf der Basis der Vorlaufforschung zur Anreicherung der Lehrinhalte anderer Lehrgebiete wie z. B. Handelsökonomie, Warenkunde, Handelstechnologie entsprechend dem Stellenwert des Ernährungskomplexes in der Wirtschafts- und Versorgungspolitik zu leisten.

Hauptfeld für die Einbeziehung der Ernährungswissenschaft in die Lehre der Direkt- und Fernstudenten ist gegenwärtig die vertiefende Ausbildung für das Gaststätten- und Hotelwesen und seine wahlobligatorische Gliederung nach Gaststätten, Gemeinschaftsverpflegung und Hotelwesen bzw. FDGB-Feriendienst sowie die Einbindung in die Komplexübung „Territoriale Rationalisierung der Verpflegung und der Speisenproduktion".

Schwerpunkte der einzubringenden Bildungsinhalte sind:

- Gesellschaftliche Grundlagen der Ernährung einschließlich der Welternährungsprobleme;
- Volkswirtschaftliche und ernährungsökonomische Grundlagen und Erfordernisse der Ernährung;
- Ernährungssoziologische und ernährungspsychologische Grundlagen des Ernährungsverhaltens;
- Nahrungsinhaltsstoffe und ihre Bedeutung für den menschlichen Organismus und den Zusammenhang von Ernährung und Gesundheit;
- Ernährungsphysiologische Empfehlungen und ihre Umsetzung bei der Speisenplanung;
- Umsetzung komplexer qualitativer Erfordernisse bei der gesellschaftlich organisierten Ernährung einschließlich Lebensmittelgesetzgebung;
- Kochwissenschaftliche Grundlagen der Speisenproduktion;
- Hygiene im Lebensmittelverkehr;
- Wirkung von Massenvernichtungsmitteln auf Lebensmittel und ihre Spezialbehandlung.

Ein weiterer Schwerpunkt der Lehrtätigkeit ist das Angebot an fakultativen Veranstaltungen auf der Grundlage der Forschungsarbeit im WB und zu aktuellen relevanten Problemen des Komplexes „Handel und Ernährung" für alle Vertiefungsrichtungen.

Zunehmende Bedeutung gewinnt der Einsatz des WB Ernährungswissenschaft in der postgradualen Weiterbildung. Er bezieht sich sowohl auf die Einbindung in die Weiterbildungsangebote anderer Lehrgebiete bzw. interdisziplinär organisierter Lehrgänge, z. B. in der Sektion Gaststätten- und Hotelwesen und auf dem Gebiet der Marktforschung und Bedarfslenkung, als auch in eigenständigen Angeboten zur Vermittlung neuester Erkenntnisse in einem Kurs zum Thema „Ernährungswissenschaftliche Grundlagen für Ökonomen des Lebensmittelhandels, des Gaststättenwesens und der Gemeinschaftsverpflegung". Dieser Kurs wurde 1986 mit großer Resonanz durchgeführt und soll jährlich wiederholt werden.

Die wissenschaftspropagandistische Tätigkeit des WB Ernährungswissenschaft konzentriert sich neben fachspezifischen Veröffentlichungen in der Fachliteratur, insbesondere der „Ernährungsforschung", auf die Einbeziehung in die gesamtgesellschaftlichen Aktivitäten der Ernährungserziehung und -beratung über die Gesellschaft für Ernährung in der DDR, das Nationale Komitee für Gesundheitserziehung in der DDR — Arbeitsgruppe Ernährung —, die Kammer der Technik und die Urania.

Mit Einbindung des Wissenschaftsbereiches „Ernährungswissenschaft" in das „Ernährungswissenschaftliche Zentrum" (EWZ) der Karl-Marx-Universität Leipzig konnten in den letzten Jahren gute Erfahrungen in der Zusammenarbeit der Wissenschaftsdisziplinen und -einrichtungen im Territorium gesammelt werden.

Literaturhinweise

[1] Vgl. Erich Honecker: Schlußansprache auf dem XI. Parteitag der SED. ND 22. 4. 1986, S. 1

[2] Marx, K.: Grundrisse der Kritik der politischen Ökonomie. Dietz Verlag Berlin 1953, S. 89

[3] Groß, H.: Ernährungsökonomische Forschung. In: Ernährungsforschung **31** (1986) 4, 113—115

[4] Vgl. Ketz, H.-A.: Grundriß der Ernährungslehre. VEB Gustav Fischer Verlag Jena 1984, S. 11

[5] Vgl. Ketz, H.-A.; Hanke, P. u. a.: Ernährung gesellschaftlich bedingt. Akademie-Verlag Berlin 1981

[6] Vgl. Lexikon für das Gaststätten- und Hotelwesen. Verlag Die Wirtschaft Berlin 1984, S. 117

[7] Schieck, M.: Die zunehmende Verflechtung der Landwirtschaft mit den anderen Bereichen der Volkswirtschaft im Intensivierungsprozeß. In: Wirtschaftswissenschaft **31** (1983) 4, S. 513

[8] Lenin, W. I.: Antwort an Herrn P. Neshdanow. Werke Band 4. Dietz Verlag Berlin 1960, S. 155

Prof. Dr. sc. Dietrich Schilling
Handelshochschule Leipzig
Markgrafenstr. 2
Leipzig
7010

Ernährungsforschung 32 (1987) 6, 156—158

St. Berger und F. Swiderski

Die Ausbildung von Fachleuten für die Gemeinschaftsverpflegung in Polen*

Die Entwicklung der modernen Ernährungswirtschaft und insbesondere der Gemeinschaftsverpflegung vergrößert den Bedarf an hochqualifizierten Fachkräften in diesem Bereich — vor allem wegen der zunehmenden Bevölkerungszahl der Städte und Industriezentren. Die Bevölkerungszahl der Städte ist beispielsweise in Polen von 34,0 Prozent im Jahre 1946 auf 60,0 Prozent im Jahre 1985 gestiegen. Ähnliche Tendenzen werden auch in anderen Ländern beobachtet.
In Polen wurde bereits in den ersten Jahren nach dem 2. Weltkrieg die Bedeutung der Aus- und Weiterbildung auf dem Gebiet der Ernährung richtig eingeschätzt. Die Verwirklichung entsprechender Programme in diesem Bereich verlief in unterschiedlichem Tempo und in verschiedenen Richtungen.
Trotz zahlreicher Schulen, die Kader mit beruflicher Grund-, Mittel- und Hochschulbildung ausbilden, ist in Polen der Bedarf an Fachleuten im Bereich der Ernährung des Menschen noch immer nicht ausreichend gedeckt.
Diese Fachleute bekommen je nach der Ausbildung verschiedene Stellungen, in der Regel in den volkseigenen Verpflegungsanstalten, denn nur eine geringe Zahl kleiner Gaststättenbetriebe und Saisonverpflegungsstellen sind privat bzw. in Agentur.

Tab. 1:
Die sich mit der Ausbildung von Fachleuten im Bereich der Ernährung des Menschen beschäftigenden Schulen

Schulen	Lehrdauer in Jahren	Zahl der Schulen
Berufsgrundschulen für Gastronomie	3	100
Gastronomie-Technikum	4	40
Postlyzeales Berufsstudium für Hotelgewerbe und Gastronomie	2	15
Schulen für Diätetik	2 4 in Technika	3

In der Tabelle 1 sind die Schulen zusammengestellt, die sich mit der Ausbildung von Fachleuten im Bereich der Ernährung des Menschen auf dem mittleren und Grundniveau beschäftigen. Die Berufsgrundschulen für Gastronomie (etwa 100 Schulen) bilden innerhalb von 3 Jahren (nach Abschluß der achtjährigen Grundschule) Köche und Kellner aus. Techniker der Gemeinschaftsverpflegung werden innerhalb von 4 Jahren (nach Abschluß der Grundschule) in Gastronomie-Technika (ca. 40), in postlyzealen Berufsschulen für Hotelgewerbe und Gastronomie (ca. 15) sowie in Schulen für Diätetik ausgebildet.
In dem vorliegenden Referat wird besonderes Augenmerk auf die Ausbildung von Fachkräften im Bereich der Ernährung des Menschen auf dem akademischen Niveau gerichtet.

Die Entwicklung der Ausbildung von Fachleuten im Bereich der Ernährung auf dem akademischen Niveau

In der Tabelle 2 sind die Entwicklungsetappen der Ausbildung von Fachleuten im Bereich der Ernährung auf dem höheren Niveau in Polen dargestellt.
Der erste Versuch für die Organisierung eines Hochschulstudiums in diesem Bereich war die Einrichtung des Studiums der „Alimentation" an der Fakultät für Gartenbau der Landwirtschaftlichen Hochschule in Warschau unmittelbar nach dem 2. Weltkrieg (1946). Die Fortsetzung der akademischen Ausbildung von Fachleuten war die Einrichtung an der Ökonomischen Hochschule in Częstochowa im Jahre 1950 in den Fakultäten für Ernährungstechnologie und Ökonomik sowie für Handel und Gemeinschaftsverpflegung.
Die Ausbildung im Bereich der Ernährung des Menschen wurde erneut an der Landwirtschaftlichen Hochschule in Warschau im Jahre 1958 aufgenommen, als an der Fakultät für Landwirtschaftliche Technologie der Lehrstuhl für Technologie und Hygiene der Ernährung des Menschen eingerichtet wurde.
Seit 1969 gibt es an der Landwirtschaftlichen Universität in Poznań und dann in Olsztyn an den Fakultäten für Nahrungstechnologie Fachrichtungen im Bereich der Ernährung des Menschen.
Neben dem Direktstudium wurde auch ein periodisches Fern- und externes Studium eingerichtet, das jedoch von Jahr zu Jahr an Interesse verlor.
In den letzten Jahren haben sich Studienpläne im Bereich der Ernährung des Menschen oft verändert. Es ging dabei sowohl um die Studiendauer (viereinhalbjähriges, fünfjähriges Studium, zweistufiges Ingenieur- und Magisterstudium) als auch um die vermittelten Fächer, die Proportionen zwischen Grundlagen- und Spezialfächern und den Anteil der Gesellschaftswissenschaften usw.
Struktur, Studiendauer und letztens auch Studienplan der Fachrichtung Ernährung des Menschen an den Fakultäten für Nahrungstechnologie haben sich immer mehr der

* Nach einem Referat auf dem II. Internationalen Ernährungssymposium in Reinhardsbrunn, DDR, 10.—12. XI. 1986

Tab. 2:
Entwicklungsetappen [1946—1986] der Ausbildung im Bereich der Ernährung auf dem akademischen Niveau in Polen

Jahre	Hochschulen	Fakultäten	erworbener Titel
1946—1950	Landwirtschaftliche Hochschule in Warschau	Studium der „Alimentation" an der Fakultät für Gartenbau	Magister bzw. Ingenieur für Ernährung
1950—1959	Ökonomische Hochschule in Częstochowa	1. für Ernährungstechnologie und Ökonomik 2. für Handel und Gemeinschaftsverpflegung	Ingenieur für Ernährungstechnologie bzw. für Handel und Gemeinschaftsverpflegung
1958—1977	Landwirtschaftliche Hochschule in Warschau	Lehrstuhl für Technologie und Hygiene der Ernährung des Menschen an der Abteilung, später an der Fakultät für Lebensmitteltechnologie	Dipl.-Ing. für Nahrungstechnologie/Fachrichtung Ernährung des Menschen
seit 1969	Landwirtschaftliche Universität in Poznań und Olsztyn	Nahrungstechnologie/ Fachrichtung Ernährung des Menschen	Dipl.-Ing. für Nahrungstechnologie/Fachrichtung Ernährung des Menschen
seit 1977	Landwirtschaftliche Universität in Warschau	für Ernährung des Menschen und für den Landhaushalt	Dipl.-Ing. für Ernährung des Menschen

Tab. 3:
Allgemeinbildende und Grundfächer an der Fakultät für Ernährung des Menschen und für Landhaushalt der Landwirtschaftlichen Universität in Warschau

	Fach	Stundenzahl			Fach	Stundenzahl	
		insgesamt	Vorlesungen			insgesamt	Vorlesungen
1	Fremdsprachen	240		17	Physiologie des Menschen	75	30
2	Körpererziehung	180		18	Biochemie	90	30
3	Militärschulung	180		19	Mikrobiologie	90	30
4	Geschichte der Philosophie	90	45	20	Anatomie des Menschen	45	15
5	Politökonomie	90	30	21	Pflanzliche und tierische Rohstoffe	90	30
6	Politiklehre	90	30	22	Warenkunde	105	30
7	Chemie (organische, anorganische, physikalische, wirtschaftliche)	360	135	23	Ernährung des Menschen	105	45
8	Physik	75	30	24	Ökonomik und Organisation der Bevölkerungsernährung	45	15
9	Biologie	60	30	25	Grundlagen der gastronomischen Technologie	105	30
10	Höhere und statistische Mathematik	135	60	26	Propädeutik des Haushalts	60	30
11	Technisches Zeichnen	45		27	Ausbreitung des Wissens über Ernährung	30	30
12	Arbeitslehre	45	15	28	Hygiene und Toxikologie der Nahrung	60	30
13	Ökologie und Umweltschutz	60	30	29	Grundlagen der Diätetik	75	30
14	Chemie der Lebensmittel	30	30				
15	Grundlagen der Technik	75	30				
16	Grundlagen der Lebensmittelanalyse	90	30		Insgesamt	2820	870

Fakultät für Ernährung des Menschen und für Landhaushalt angeglichen. Es ist zu erwarten, daß aus diesen Fachrichtungen getrennte Fakultäten für Ernährung des Menschen in Zukunft abgesondert werden. Wegen bedeutender Ähnlichkeit der gegenwärtig bestehenden Studienpläne bei der Fachrichtung Ernährung des Menschen der Fakultät für Nahrungstechnologie mit dem an der Fakultät für Ernährung des Menschen und für Landhaushalt hat man sich nur auf den Detailplan letzterer Fakultät beschränkt (Tab. 3 und 4). Um den Dipl.-Ing.-Grad zu erlangen, ist der Student verpflichtet, an 3855 Unterrichtsstunden (Vorlesungen, Übungen und Seminare) teilzunehmen, 27 Prüfungen und 22 Kolloquien zu bestehen, ein vierzehnwöchiges Praktikum zu absolvieren sowie während des fünften Stu-

Tab 4
Fächer und Fachrichtungen an der Fakultät für Ernährung des Menschen und für Landhaushalt der Landwirtschaftlichen Universität in Warschau Fachrichtung Ernährung des Menschen

	Fach	Stundenzahl Insgesamt	Vorlesung
1	Anwendung der EDV in der Ernährung	60	15
2	Gastronomische Ausrüstung	75	30
3	Technologie der Industrieproduktion von Speisen	105	30
4	Grundlagen der Technologie und Ingenieurwissenschaft der Nahrung	90	30
5	Methoden der Nahrungsanalyse	45	15
6	Rechnungsführung und Leitung	60	30
7	Projektieren von Betrieben der Gemeinschaftsverpflegung	90	30
8	Spezialisierungen*	90	30
9	Seminar	60	
10	Konversatorium	150	
11	Politik der Bevölkerungsernährung	60	15
2	Monographische Vorlesung	75	75
13	Reserve zur Verfügung des Dekans	145	
	Insgesamt	1105	300

Spezialisierungen
1 Physiologie der Ernährung
2 Technik der Ernährung
3 Ökonomik der Ernährung
4. Diätetik
5 Gastronomische Technologie
6. Warenkunde und Industrieproduktion von Speisen
7 Beurteilung der Ernährung

dienjahres eine Magisterarbeit anzufertigen (gewöhnlich eine Experimentalarbeit) und anschließend eine Diplomprüfung zu bestehen.
Die Absolventen erhalten eine gute Ausbildung sowohl auf dem naturwissenschaftlichen Ernährungsgebiet als auch auf den technologisch-technischen und ökonomisch-gesellschaftlichen Gebieten, was zur Folge hat, daß sie in verschiedenen Bereichen der Ernährungswirtschaft gern angestellt werden

Zusammenfassung

Die Fachausbildung im Bereich der Ernährung des Menschen, insbesondere auf dem akademischen Niveau, hat in Polen in den letzten Jahren eine schnelle Entwicklung erfahren, und die weitere Entfaltung ist noch zu erwarten.
Aufgrund der gesammelten Erfahrungen könnte man sagen, daß die Ernährungslehre auf dem akademischen Niveau einen interdisziplinären Charakter haben sollte. Sie sollte durch große Planelastizität gekennzeichnet sein und sowohl biologische, technische und technologische als auch sozialökonomische Aspekte der Ernährung berücksichtigen.
Es besteht auch das Bedürfnis der Entwicklung des internationalen Erfahrungsaustausches und der Kooperation im Bereich der Ausbildung von Fachleuten auf dem Gebiet der Ernährung des Menschen auf verschiedenen Lehrniveaus. Diese Ausbildung sollte den lokalen Bedürfnissen des jeweiligen Landes angepaßt werden

Prof. Dr. St. Berger
Institut für Ernährung des Menschen
Landwirtschaftliche Universität
Warschau

Ernährungsforschung **32** (1987) 6, 158 – 162

I. Hübscher und R. Bartsch

Die „Woche der gesunden Ernährung" im VEB Walzwerk Hettstedt — ein Weg zur Qualitätsverbesserung in der Gemeinschaftsverpflegung

Täglich bemühen sich 180 Mitarbeiter des Bereiches Betriebsversorgung des VEB Walzwerk Hettstedt im VEB Mansfeld Kombinat „Wilhelm Pieck" in 8 Zubereitungsküchen, einer Zentralen Vorbereitungsküche und 12 betriebseigenen Verkaufsstellen, die ca. 9000 Betriebsangehörigen in 3 Schichten optimal zu versorgen.
In allen Küchen wird nach einem zentralen Speisenplan gearbeitet. In der Früh- und Mittagsschicht werden 3 Speisen und ein Schonkostessen angeboten.
Mit der Einführung der Kühlkostproduktion in Plast-Folie-Beuteln wurde 1982 die Möglichkeit eröffnet, zwei Speisen in der Nachtschicht anzubieten. Die Werktätigen der Nachtschicht werden mit Mischkost versorgt, die sich aus Kühlkostkomponenten und frisch zubereiteten Mahlzeitenbe-

standteilen (Sättigungsbeilagen, Rohkostsalaten) zusammensetzt. Die Durchsetzung der Prinzipien einer ernährungsphysiologisch ausgeglichenen Versorgung beginnt bei der zentralen Speisenplanung, in die nicht zuletzt die gesammelten Erfahrungen bei der Durchführung von „Wochen der gesunden Ernährung“ einfließen.

Was essen die Walzwerker in Hettstedt während der „Woche der gesunden Ernährung“?

Die „Woche der gesunden Ernährung“ kann auf eine 30jährige Tradition in der Gemeinschaftsverpflegung der DDR zurückblicken [1]. Sie bewirkt eine Konzentration an Ernährungsaufklärung und -information und fordert von allen Mitarbeitern der Versorgungseinrichtungen ein hohes Maß an Einsatz- und Risikobereitschaft. In Fortsetzung dieser guten Tradition konnte bereits zum 10. Mal in ununterbrochener Reihenfolge eine „Woche der gesunden Ernährung“ im VEB Walzwerk Hettstedt durchgeführt werden.
Die Essenteilnehmer sollen dabei mit weniger bekannten Speisen konfrontiert werden. Bei der Auswahl der Gerichte finden regional typische Speisen, das saisonale Aufkommen von Lebensmitteln und Absatzschwerpunkte Berücksichtigung. Bei der Komponentenzusammenstellung wird auf ernährungsphysiologisch günstige Varianten geachtet (Tab. 1).

Motivation und Ernährungsaufklärung

Die Erfahrungen der „Wochen der gesunden Ernährung“ haben gezeigt, daß die Einführung unbekannter Speisen einer umfassenden Information im voraus bedarf. Unter Einbeziehung der Lehrküche (Die Ausbildung von 8 bis 10 Kochlehrlingen jährlich erfolgt im eigenen Betrieb) werden die Küchenleiter und leitenden Küchen mit der Praxis der Herstellung neuartiger Speisen vertraut gemacht. Den verschiedenartigen Leitungsebenen des Betriebes wird die Möglichkeit gewährt, an der Speisenplanung, den Erprobungen und Verkostungen teilzunehmen. Die bestätigten Speisenkomponenten werden gemeinsam von der gewerkschaftlichen Küchenkommission, dem Kochinstrukteur und dem Hygienebeauftragten sensorischen Einschätzungen unterzogen. Zur Motivierung der Essenteilnehmer trägt ein umfangreiches Werbematerial bei, z. B.:
— Tischreiter für die Speiseräume
— broschürtes Rezepturenmaterial
— Handzettel zur Ernährungsaufklärung
— Betriebsfunk
— Betriebszeitung „Der Walzwerker“
Eine derartige Vorbereitung sichert den Erfolg aller Bemühungen, um feststehende Ernährungsgewohnheiten durch akzeptable Varianten zu bereichern.

Speisenempfehlung und individuelle Auswahl

Um die gesetzlichen Forderungen der Lebensmittelkennzeichnungsanordnung [2] zu erfüllen, werden die Speisenräume im VEB Walzwerk Hettstedt mit Angebotstafeln (Abbildung 1) ausgerüstet. Diese liefern dem Essenteilnehmer alle notwendigen Informationen für eine individuelle Speisenkomplettierung. Bewährt hat sich das Angebot von Vor- und Nachspeisen in Selbstbedienung am Salatbüfett. Die Angebotsvielfalt wird dabei durch Einsatz von Kühlkostkomponenten gesichert.

Tab. 1:
Speisenplan für die „Woche der gesunden Ernährung“ 1986 vom 20.—24. Oktober 1986

Tag	Preis	Angebot	Kilokalorien	Kilo-Joule	Eiweiß g	Fett g	Kalzium mg	Vitamine B_1 mg	Vitamine C mg
Mo	0,50 M	Französischer Eintopf, Apfelmusquark	887	3725	30	30	162	0,08	52
	0,50 M	*Braune Nierensuppe, Sellerieschnitzel, bunter Kartoffelsalat	571	2398	15	14	203	0,43	50
	1,00 M	Schweine-Kümmelfleisch, Porree-Zwiebel-Gemüse, Salzkartoffeln	863	3624	26	35	197	1,41	31
Die	0,50 M	*Bulgarischer Gemüse-Eintopf, Apfelgrütze, Vanilletunke.	595	2500	18	17	80	0,28	50
	1,00 M	Vietn. Hühnerfleisch, Curryreis, Apfelgrütze, Vanilletunke	696	4069	34	22	122	0,37	28
	1,00 M	Zitronenkaltschale, Kaßlergulasch, Krautnudeln	1020	4284	31	34	156	1,16	32
Mi	0,50 M	Reis-Eintopf, indisch, Arme Ritter, Apfelmus	900	3780	29	30	150	0,25	30
	0,50 M	*Möhrensuppe m. Reiseinlage, Liptauer Quark, Petersilienkartoffeln	638	2680	27	31	250	0,41	47
	1,00 M	Milchnudeln, Leberhackbraten, Specksalat, Garnitur	935	3927	30	31	470	0,88	29
Do	0,50 M	*Bauern-Eintopf m. Geflügel, Karamelspeise	645	2709	25	35	197	0,31	32
	0,50 M	Gemüsekroketten, Kartoffelbrei, Karamelspeisen	914	3839	28	34	386	0,58	52
	1,00 M	Spinatsuppe, Pußtaschnitte, Rohkostsalat	797	3347	30	32	171	0,31	60
Fr	0,50 M	Kesselgulasch, Zitronenquark	729	3059	27	16	146	0,55	22
	1,00 M	*Kohlroulade, m. Reishackfleischmasse, Salzkart., Zitronenquark	642	2696	31	18	360	0,40	96
	1,00 M	Krautsuppe, ungar., Brisoletten „Schweizer Art“, Brühkartoffeln	1004	4216	31	34	310	0,92	30

* = energiereduzierte Speise

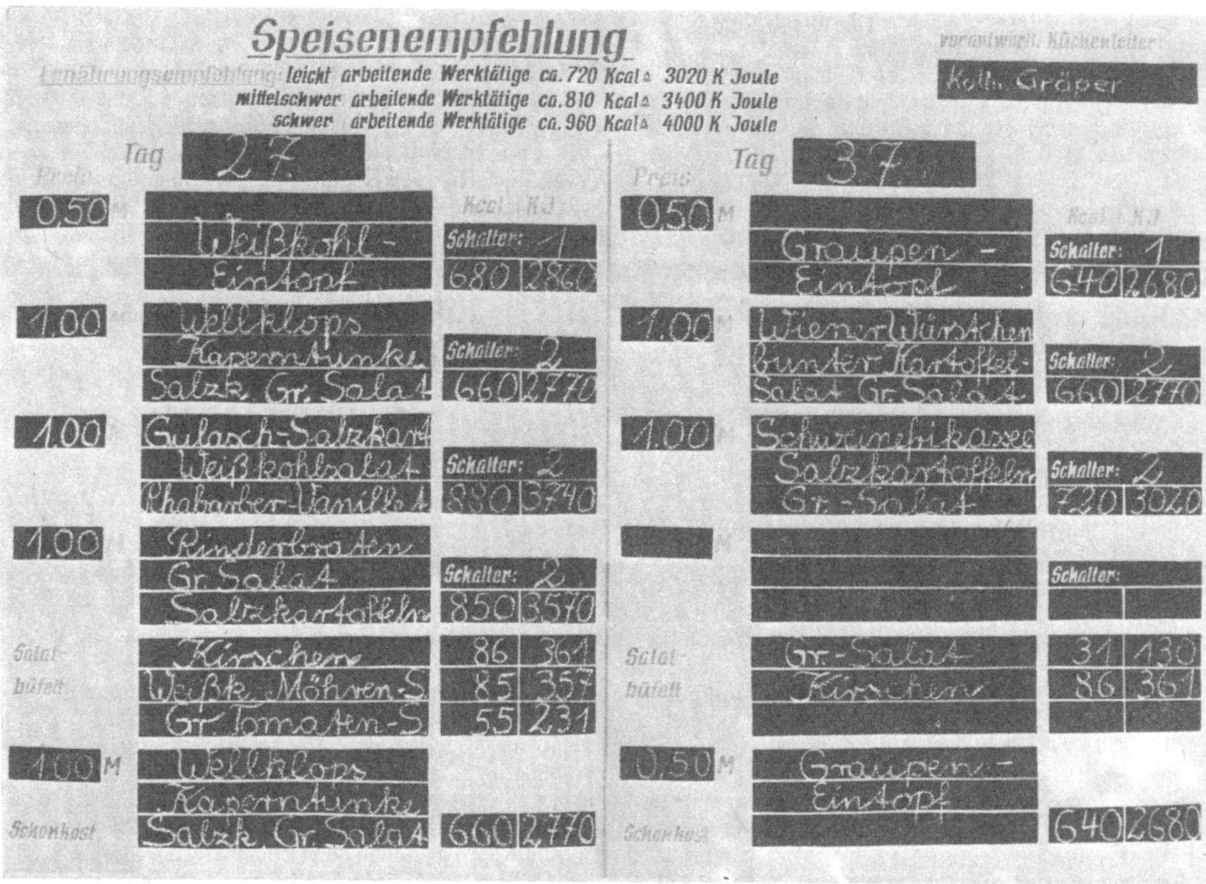

Abb. 1. Angebotstafel im VEB Walzwerk Hettstedt

Mehr Abwechslung durch Mischkost in der Nachtschicht

Ein besonderes Augenmerk gilt der optimalen Versorgung der Werktätigen in der Nachtschicht.

Durch den Umbau und die Erweiterung einer Kücheneinrichtung der Schülerspeisung, deren Auslastung auf Grund des Abfüllens der Speisen in Speisentransportbehälter in der Frühschicht nur bis 12.00 Uhr gewährleistet war, wurde die Einrichtung einer Plast-Folien-Beutel-Kühlkostlinie möglich.

Tab. 2:
Nachtschichtspeisenplan für die „Woche der gesunden Ernährung" 1986 vom 20.—24. Oktober 1986

Tag	Angebot	Kilokalorien	Kilo Joule	Eiweiß g	Fett g	Kalzium mg	Vitamine B$_1$ mg	Vitamine C mg
Mo	Französischer Eintopf, Apfelmusquark	887	3725	30	30	162	0,08	52
	*Braune Nierensuppe, Sellerieschnitzel, bunter Kartoffelsalat	571	2398	15	14	203	0,43	50
Die	*Bulgarischer Gemüse-Eintopf, Apfelgrütze, Vanilletunke	595	2500	18	17	80	0,28	50
	Vietn. Hühnerfleisch, Curryreis, Apfelgrütze Vanilletunke	969	4069	34	22	121	0,37	28
Mi	*Möhrensuppe m. Reiseinlage, Liptauer Quark, Petersilienkartoffeln	638	2680	27	31	250	0,41	47
	Milchnudeln, Leberhackbraten, Specksalat, Garnit.	935	3927	30	31	470	0,88	29
Do	*Bauern-Eintopf m. Geflügel, Karamelspeise	645	2709	25	35	197	0,31	32
	Gemüsekroketten, Kartoffelbrei, Karamelspeise	914	3839	28	34	386	0,58	52
Fr	Kesselgulasch, Zitronenquark	729	3059	27	16	146	0,55	22
	*Kohlroulade m. Reishackfleischmasse, Salzkart. Zitronenquark	642	2696	31	18	360	0,40	96

* = energiereduzierte Speise

Der technologische Ablauf der Kühlkostproduktion vollzieht sich folgendermaßen:

- Auf einer Abfüllellipse werden die gegarten Speisenkomponenten in Plast-Folie-Beutel eingefüllt und mit Alu-Clips verschlossen.
- Der Inhalt wird mit bedruckten selbstklebenden Etiketten gekennzeichnet.
- Die gefüllten Beutel werden in einem umgebauten Luftkochschrank reerhitzt. Der Transport vollzieht sich in dafür angefertigten Stellagen und Spezialwagen.
- In einem Spezialtunnel wird mittels Kaltluft die nach TGL 36752/02 geforderte Kerntemperatur von 10 °C innerhalb von 3 Stunden erreicht.

Bei der Konstruktion dieser Anlage wurde besonders auf die Einhaltung der ASAO 5 [3] in allen Produktionsphasen sowie auf die Einsparung von Trinkwasser während der Erhitzungs- und Abkühlprozesse geachtet. Die Mischkost in der Nachtschichtversorgung setzt sich zu 38% aus Frischkost (Kurzbratgerichte aus Fleisch, Fisch, Eiern, Rohkostsalaten, Sättigungsbeilagen) und zu 62% aus Kühlkost (Langgargerichte in Form von Fleisch-Soße-Komponenten, Eintöpfe, gegarte Gemüsebeilagen, Suppen, Kaltschalen, Nachspeisen) zusammen (Tab. 2).
Damit kann den besonderen ernährungsphysiologischen Anforderungen an die Nachtschichtversorgung besser entsprochen werden. Durch das Auswahlprinzip finden mehr beliebte Speisen Berücksichtigung.
Gewünscht werden von den Walzwerkern vor allem Kurzbratgerichte und Süßspeisen. Diesem Ernährungsbedürfnis Rechnung tragend, wird ein breites Sortimentsspektrum von Nachspeisen auf Milch- bzw. Quarkbasis in der Kühlkost produziert.

Es umfaßt u. a.:
verschiedenartige Puddings
Quark-Götterspeise
Grießschaumspeise und
diverse Fruchtsülzen.

Vorteilhaft ist dabei die Gewährleistung eines hygienisch einwandfreien Abkühlprozesses entsprechend der gesetzlichen Festlegungen der Gemeinschaftsküchen-Anordnung [4] durch die Technologie der Kühlkostlinie.

Die Resonanz — Schichtarbeiter des Walzwerkes begrüßen die gesunde Ernährung

Ein alter Zopf war jahrelang die Forderung der Schichtarbeiter, solche Speisen wie Eisbein, Wellfleisch, Eintöpfe mit Hülsenfrüchten u. ä. auch in der Nachtschicht anzubieten. Durch Einsatz der Kühlkost konnte dem Wunsch nach Wahlessen Rechnung getragen werden. Die ernährungsphysiologisch günstigen Speisenzusammenstellungen werden akzeptiert.
Viele Aufklärungsmaßnahmen wie die „Woche der gesunden Ernährung", der „Treffpunkt Koch" und regelmäßige Beratungen der Küchenkommission waren notwendig, um die Essenteilnehmer sowie die Mitarbeiter der Küchen von den Prinzipien der gesunden Ernährung zu überzeugen. Vielfältige Informationen konnten dabei durch die neuartigen Speisenangebotstafeln und das Salatbüfett realisiert werden. Dabei wirken sich die regelmäßige Teilnahme an den Lehrgängen des Bezirkshygieneinstituts Halle — Bildungszentrum für gesellschaftliche Speisung und gesunde Ernährung — sowie die langjährigen innerbetrieblichen Weiterbildungsmaßnahmen des Fachpersonals und der Küchenkommission positiv aus.
Wertvolle Anregungen, Unterstützungen und Hinweise erhalten die Verfasser durch die Mitarbeit in den Fachsektionen „Qualitätssicherung in der Gemeinschaftsverpflegung" und „Betriebliche Rationalisierung" der Kammer der Technik, im Fachausschuß gesellschaftliche Speisenwirtschaft der KDT des Bezirkes Halle sowie im Kreiskomitee für Gesundheitserziehung.
Die aktive Teilnahme an Fachtagungen und Symposien zu Problemen der Gemeinschaftsverpflegung ermöglicht es, ständige Kontakte zum Zentralinstitut für Ernährung, zum Rat des Bezirkes Halle (Abt. Handel u. Versorgung), zum Bezirksvorstand des FDGB und zum Bezirkshygieneinstitut Halle zu pflegen, und sichert die Durchsetzung neuester ernährungswissenschaftlicher Erkenntnisse im eigenen Betrieb. Die Nachfrage der Essenteilnehmer nach Rezepturen bisher ungewohnter Speisen, ihre tägliche Information über das wahlweise Speisenangebot und den kalorischen Wert sowie die Möglichkeit der individuellen Komplettierung mit Vor- und Nachspeisen durch das Salatbufett sind Ausdruck für das steigende Ernährungsbewußtsein der Werktätigen.

Ausblick und Tendenzen

Die zentrale Produktion und die volle Auslastung der vorhandenen Küchentechnik einschließlich der Kühlkostanlage bilden die Grundlage der konsequenten Durchsetzung der Prinzipien der gesunden Ernährung in der Gemeinschaftsverpflegung. Die gute Tradition der „Woche der gesunden Ernährung" wird fortgesetzt, und die beliebteren Speisenkomponenten werden in das ständige Speisenangebot aufgenommen.
Die zunehmende Nachfrage nach energetisch reduzierten Speisen ist ein Beweis dafür, daß immer mehr Werktätige den Energiegehalt der Speisen entsprechend dem Schweregrad ihrer Arbeit, der Körpergröße, dem Geschlecht sowie ihrem Alter beachten.
Diesem veränderten Ernährungsbedürfnis der Essenteilnehmer wird durch das tägliche Angebot einer energiereduzierten Speise mit 2310—2730 kJ Rechnung getragen. Die Initiative der „Woche der gesunden Ernährung" wirkt über den eigenen Versorgungsbereich hinaus. Betriebe des Interessenverbandes Arbeiterversorgung schließen sich in diesem Zeitraum unter Berücksichtigung ihrer materiell-technischen und personellen Voraussetzungen dem Speisenplan an. Durch die Einrichtung eines Konsultationsstützpunktes „Qualität in der Gemeinschaftsverpflegung", der auf der Grundlage einer KDT-Empfehlung der Fachsektion Qualitätssicherung in der Gemeinschaftsverpflegung des Fachverbandes Lebensmittelindustrie im VEB Walzwerk Hettstedt gebildet wurde, erfolgt die Anleitung und Unterstützung der Mitgliedsbetriebe bei der Durchführung der „Woche der gesunden Ernährung".

Zusammenfassung

Die „Woche der gesunden Ernährung" stellt eine lohnenswerte Initiative zur Ernährungsaufklärung und -information dar und führt zu motiviertem Ernährungsverhalten der Essenteilnehmer. Sie setzt neue Impulse zur Sortimentgestaltung der warmen Hauptmahlzeit in der Gemeinschaftsverpflegung und fördert den Abwechslungsreichtum und die ernährungsphysiologische Ausgewogenheit des Speisenangebotes.
Ihre Wirksamkeit ist abhängig vom konzentrierten Einsatz an Information, der Umsetzung neuester ernährungswissenschaftlicher Erkenntnisse und dem Einsatz rationeller Methoden der Speisenproduktion.

Literaturhinweise

[1] Achtzehn, M. K. Persönliche Mitteilung

[2] Anordnung über die Kennzeichnung der Lebensmittel im Lebensmittelverkehr — Lebensmittelkennzeichnungsanordnung — vom 19. 8. 1985, GBl. I Nr. 25 1985

[3] Arbeitsschutz-Anordnung 5 vom 9. 8. 1973 — Arbeitsschutz für Frauen und Jugendliche — GBl. I Nr. 44 1973

[4] Anordnung über die Hygiene in Küchen der Gemeinschaftsverpflegung und in Gaststätten — Gemeinschaftsküchen — Anordnung vom 30. 4. 1986 Gbl. I Nr. 20 (Anlage 3 zu § 7 Ab. 7)

Dipl.-Biochem. I. Hübscher und Kochinstrukteur R. Bartsch
Bereich Betriebsversorgung
VEB Walzwerk Hettstedt im VEB Mansfeld Kombinat „Wilhelm Pieck" Lichtlöcherberg, Hettstedt 4270

Die GfE informiert

Die Arbeitsgemeinschaft Parenterale und Sondenernährung der Gesellschaft für Ernährung in der DDR führte vom 27. bis 29. Oktober 1986 das 3. Symposium für Klinische Ernährung und Stoffwechselfragen durch. Dank der großzügigen Unterstützung durch den VEB VTA „Paul Fröhlich" in Leipzig konnte diese Tagung in dem attraktiven Ferien- und Schulungsheim in Schwarzburg/Thür. stattfinden.
Das wissenschaftliche Programm beinhaltete die Problematik der Ernährungsdiagnostik und Ernährungsbehandlung bei Malignompatienten. Dazu wurden folgende Teilaspekte besonders erörtert:

— *Tumorstoffwechsel*,
— *Dünndarmresorption*,
— *Erfassung der Gefährdungslage mit ernährungsdiagnostischen Methoden*,
— *ernährungstherapeutische Möglichkeiten*

Der vorliegende Tagungsbericht soll einen kurzgefaßten, aber instruktiven Überblick zur behandelten Thematik geben und vor allem Schlußfolgerungen für die klinische Praxis aufzeigen.

Der Tumorstoffwechsel und seine Auswirkungen auf den Gesamtorganismus — ein Bilanzproblem

(**Seifert, W.** — Brandenburg/Havel)

Die metabolischen Veränderungen bei Krebskachexie haben sich als uncharakteristisch erwiesen und unterscheiden sich von denen bei Kachexiezuständen anderer Ursache wie Hyperkatabolismus bei schweren Traumen oder Sepsis prinzipiell nicht. Energieträger können vom Karzinomträger nicht anders als vom Nicht-Tumorkranken verwertet und gespeichert werden. Allerdings erweist sich der Tumor selbst mit seinem ineffizienten Eigenstoffwechsel und seiner gesteigerten Lactatproduktion — der größere Anteil der Lactatproduktion beim Krebskranken stammt aber wohl aus anderen peripheren Geweben — insofern gewissermaßen als ein „metabolisches Drain", als er für die Neusynthese von Glucose aus Lactat und anderen glukogenetischen Quellen in der Leber einen hohen Energieverbrauch induziert. Die Oxydation von Lipiden im Organismus von Karzinomträgern ist deutlich erhöht, auch läßt sich gegenüber normal ernährten Patienten eine gesteigerte Lipolyse nachweisen.
Obwohl das Tumorwachstum im Experiment keine Abhängigkeit von der Glucosezufuhr und -aufnahme gezeigt hat, ist der Plasma-Glucose-Umsatz bei Tumorträgern häufig erhöht. Als typisch wird eine „Insulinresistenz" im Kohlenhydratabbau bei gleichzeitig gesteigerter Glucoseaufnahme in Muskulatur und peripheren Geweben mit einer auch dort erhöhten Lactatproduktion angesehen. Der interzelluläre Glucosetransport ist in Tumorgewebe beschleunigt, wie auch die Tumorzelle gegenüber Normalgewebe eine gesteigerte Fähigkeit zur Aufnahme von Aminosäuren besitzt.

Während die Eiweißsynthese in der Leber von Tumorkranken deutlich gesteigert und in der Muskulatur dagegen gebremst ist, findet sich bei Tumorkranken überwiegend ein nicht erhöhter Netto-Katabolismus von Aminosäuren. Es besteht offensichtlich kein direkter Zusammenhang zwischen Tumorprogredienz, Gewichtsverlust und Eiweißwerten im Serum. Die Proteinsyntheserate menschlicher Tumoren unterscheidet sich von der ihrer Ursprungsgewebe nicht. Jedoch ist eine erfolglose präoperative parenterale Eiweißsubstitution und Transfusionsbehandlung erfahrungsgemäß fast immer mit Inoperabilität des Geschwulstprozesses infolge zu großer und metastatisch ausgebreiteter Tumormasse verbunden. Die präoperative Substitutions- und Ernährungstherapie nützt sowohl dem Tumor als auch dem Wirtsorganismus, wobei der Tumor bei Verwendung von Triglyceriden als Energiedonatoren noch am wenigsten zu profitieren scheint.
In Beantwortung der Frage nach den Auswirkungen des Tumorstoffwechsels auf den Gesamtorganismus muß angenommen werden, daß der Tumor selbst keine negative Stoffwechselbilanz direkt verursachen kann, sondern wohl mittelbar zu einem uncharakteristischen Bild vielfach gestörter Regelmechanismen führt, von welchen ein unökonomischer Glucoseabbau bei Insulinresistenz und erhöhter Glukoneogenese sowie eine Imbalance in der Utilisation und Plasmakonzentration der freien Aminosäuren hervorzuheben sind. Schließlich scheint für die Entstehung der Krebskachexie auch eine verminderte Nahrungszufuhr infolge Anorexie bedeutsam zu sein, wenn auch ein eindeutiger Mechanismus (erhöhte Serotonin-Aktivität im Gehirn infolge verminderter Albuminbindung von Tryptophan?) für ihre Auslösung noch nicht gesichert ist.

Dünndarmresorption bei Malignompatienten und Möglichkeiten der enteralen Ernährungstherapie in der Onkologie

(**Weiner, R.** — Leipzig)

Eines der häufigsten und auffälligsten Symptome einer Krebserkrankung ist die fortschreitende Verschlechterung des Ernährungszustandes und die Abnahme der Körpermasse, die zum klinischen Bild der Kachexie führt. Sie ist für den behandelnden Arzt ebenso wie für den Laien oftmals das vordergründigste Merkmal der Erkrankung. Jeder zweite onkologische Patient verliert bis zu seiner stationären Erstaufnahme 10% seiner ursprünglichen Körpermasse, jeder vierte sogar mehr als 20%. Für die Entwicklung des reduzierten Ernährungszustandes der Patienten spielen sowohl generalisierte Systemeffekte als auch spezifische Einflüsse auf einzelne Organsysteme, wie beispielsweise den Verdauungstrakt, eine entscheidende Rolle. Die Strahlen- und Chemotherapie sowie die operative Behandlung der nach Lokalisation und Progredienz unterschiedlichen Erkrankungen beschleunigen oftmals durch zahlreiche Nebeneffekte die rasche Minderung der Körpermasse und die Verschlechterung des Ernährungszustandes.
Als eine Ursache für die Mangelernährung Krebskranker wurde wiederholt das Vorliegen manifester Dünndarmresorptionsstörungen angesehen. Die Ergebnisse von Dünndarmfunktionsuntersuchungen

waren bislang in ihrer Aussage widersprüchlich. Die Ergebnisse unserer Untersuchungen mit dem modifizierten D-Xylose-Test machen deutlich, daß mit dem Auftreten allgemeiner unspezifischer Tumorsymptome, wie Körpermassenverlust, Anämie und Leistungsknick, deutlich gehäuft Einschränkungen der Dünndarmresorption auftreten. Demgegenüber kann, wenn auch seltener, bei „symptomfreien" Patienten eine Resorptionseinschränkung beobachtet werden. Ausbreitungsgrad und histologischer Typ des Karzinoms beeinflussen eindeutig die Dünndarmresorption. Mit einer Metastasierung erhöht sich statistisch signifikant die Zahl von Resorptionsstörungen. Bei Adenokarzinomen nimmt mit fortschreitender Entdifferenzierung die Beeinträchtigung der Resorptionsfunktion zu. Damit wird deutlich, daß der biologische Charakter des Neoplasmas neben Tumorausdehnung und Zeitspanne, in der sich der Organismus mit einem Geschwulstleiden auseinandersetzen muß, einen entscheidenden Einfluß auf die Beeinträchtigung des Ernährungszustandes ausüben. Bei Lungenkarzinomtoten mit verhornenden Plattenepithelkrebsen und relativ geringer Metastasierung liegt sehr oft eine hochgradige Kachexie vor, während bei Verstorbenen mit kleinzelligen und undifferenzierten Karzinomen oft trotz ausgedehnter Metastasierung keine oder nur eine geringgradige Abmagerung besteht. Bei den Plattenepithelkrebsen ist ein langzeitiger Tumorverlauf mit relativ langsamem Wachstum anzunehmen, bei den kleinzelligen Krebsen dagegen verläuft das Geschwulstleiden sehr oft kurzzeitig und führt sehr rasch zur ausgedehnten Geschwulstabsiedlung. Die Störung der Dünndarmresorption ist nur als ein Teilfaktor bei der Entstehung einer Malnutrition Krebskranker anzusehen. Sie entwickelt sich in der Regel in fortgeschrittenen Krankheitsstadien, ohne obligat zu sein.

Bei der Planung des Ernährungsregimes in der Onkologie sind folgende Grundprinzipien zu beachten:

1. Die negative Stickstoff- und Energiebilanz des onkologischen Patienten ist durch eine adäquate Ernährung positiv beeinflußbar. Damit wird die gezielte Ernährung Krebskranker zu einer Therapieform.
2. Bei der Wahl der Ernährungsform ist die der physiologischen Ernährung am nächsten kommende Form zu wählen, d. h. in der Reihenfolge:
   - orale (physiologische) Ernährung (Vollkost, Diät)
   - enterale Ernährung (naso-oro-enterale Sonden, Jejunostomie)
   - Kombinationsernährung enteral-parenteral
   - total parenterale Ernährung (TPE).
3. Chemo- und Strahlentherapie mit gastrointestinalen Nebenwirkungen können eine total parenterale Ernährung notwendig machen. Dabei kann durch die gezielte parenterale Ernährung die Toleranz gegenüber diesen Therapieformen erhöht werden.

Die enterale Ernährung weist gegenüber der parenteralen Zufuhr von Nahrungsbestandteilen grundlegende Vorteile auf. Sie ist physiologischer, ärmer an Risiken und Gefahren und zudem ökonomisch günstiger. Jede Möglichkeit der enteralen Nahrungszufuhr ist somit zu nutzen, um den Ernährungsstatus Krebskranker zu verbessern. Da enterale Resorptionsstörungen, wie sie in fortgeschrittenen Krankheitsstadien beobachtet werden, die Ernährungstherapie ineffektiv oder unmöglich machen, sollte bei folgenden Patienten eine Resorptionsprüfung während der Planung einer gezielten Ernährung durchgeführt werden:

1. bei rapidem Körpermassenverlust
2. beim Vorliegen einer Anämie und/oder eines Albuminmangels
3. bei nachgewiesener lokaler und/oder Fernmetastasierung sowie bei einer fortgeschrittenen Ausdehnung des Primärtumors
4. bei undifferenzierten Karzinomen und schlecht differenzierten Adenokarzinomen.

Mit der Ermittlung des aktuellen Ausmaßes der Dünndarmresorption wird eine „maßgeschneiderte" Ernährungstherapie mit maximaler Ausnutzung des enteralen Zufuhrweges möglich. Durch die Entwicklung von neuen Kostformen stellen mögliche Störungen der Digestionsfunktion kein Hindernis für den Einsatz der enteralen Ernährung dar. Der Abbau höhermolekularer Nahrungsbestandteile in niedrigmolekulare durch die Enzymsysteme des Verdauungstraktes kann durch den Einsatz chemisch definierter Diäten (CDD) umgangen werden. Der einzig limitierende Schritt für den Einsatz der CDD ist der Resorptionsprozeß. Somit kann beim Vorliegen einer Maldigestion und gleichzeitig vorhandener resorptiver Kapazität, die einfach und schnell mit dem modifizierten D-Xylose-Test objektivierbar ist, die Ernährung mit einer derartigen Elementardiät komplikationslos realisiert werden.

Neue Ergebnisse zur resorptiven Funktion des Kolons

(**Heine, W.** — Rostock)

Die colale Resorption von Proteinstickstoff aus ^{15}N-markiertem Hefeeiweiß wurde an 6 Säuglingen geprüft, bei denen in der Neugeborenenperiode eine Colostomie wegen eines Morbus Hirschsprung oder einer Enteritis necroticans angelegt worden war. 24 Stunden nach Applikation von 5 bis 50 mg Stickstoff/kg in den oralen oder aboralen Colonschenkel wurden 7% des Tracers im Stuhl bzw. der Colonspülflüssigkeit wiedergefunden, 5% kamen über den Harn zur Ausscheidung. Daraus errechnet sich eine ^{15}N-Absorption aus dem Hefeprotein von 93% und eine Retention im Proteinpool von 88%. Der direkte Beweis für die Einschleusung des ^{15}N aus dem Hefeprotein in den Proteinstoffwechsel konnte durch die Markierung der Plasmaproteine (0,02—0,10 At.-%-exz.) und der TCA-löslichen Fraktion des Plasmas (0,05—0,19 At. %-exz.) geführt werden. Aus den Ergebnissen kann auf eine beachtliche symbiotische Stoffwechselleistung der Darmflora geschlossen werden, die offenbar bei beschleunigter Darmpassage, Maldigestions-, Malabsorptions- und Malexkretionserkrankungen von erheblicher klinischer Relevanz ist.

Erfassung von Ernährungsmangelzuständen als Risikofaktor bei Malignompatienten

(**Schmotz, G.; Hartig, W.; Weiner, R.; Brunner, H.-P.; Strauch, W.; Bendix, U.; Erhard, V.** — Leipzig, Rehbrücke)

Das Risiko bei der Behandlung von Patienten mit malignen Tumoren wird wesentlich bestimmt vom Tumorstadium zum Zeitpunkt der Behandlung, von der operativen, Chemo- oder Strahlentherapie und vom Allgemeinzustand des Patienten zu Beginn der Behandlung. Die erfolgreiche operative Therapie ist insbesondere abhängig von der technischen Perfektion des Eingriffs, von einer optimalen Anästhesie und von der Nachbehandlung dieser Patienten auf chirurgischen Wach- und anästhesiologischen Intensivtherapiestationen und von der Erfassung und therapeutischen Beeinflussung allgemeiner Risikofaktoren vor dem operativen Eingriff. Dazu gehören:
- Ernährungszustand, Ernährungstherapie,
- kardiopulmonale, nephrogene und hepatogene Erkrankungen,
- Hygieneregime,
- perioperative Antibiotikaprophylaxe.

Die Vielfalt der angeführten Faktoren verlangt ein komplexes Herangehen.

Den Ernährungsmangel betrachten wir heute als nur einen Bestandteil dieses Gesamtkomplexes. Als meß- und therapeutisch beeinflußbare Größe besitzt er insbesondere für den Chirurgen einen besonderen Stellenwert für die perioperative Phase. Umfangreiche Untersuchungen weisen darauf hin, daß Patienten bei Aufnahme in chirurgische und medizinische Kliniken Ernährungsmängel unterschiedlich häufig aufweisen können. Hier spielen vor allem die Art und Schwere der Erkrankung und die Konzentration von Patienten mit konsumierenden Erkrankungen in größeren Einrichtungen eine beachtenswerte Rolle.

Verschiedene negative Faktoren des Krebses führen häufig zur Mangelernährung, als deren Folge es zur Herabsetzung der Abwehrlage des Organismus mit Zunahme von Allgemein- und Lokalinfektionen und der Sterblichkeitsrate kommt. Die Bestimmung des Ernährungszustandes ist der erste Schritt im Behandlungskonzept von Ernährungsmängeln.

Nach den Ergebnissen multivariater statistischer Analysen zahlreicher biochemischer, anthropometrischer und immunologischer Parameter bei 170 Patienten mit Oesophagus-, Magen-, Kolon- und Rektumkarzinomen sowie bei 49 Patienten mit Mammakarzinom konnten wir die Bestimmung des Ernährungszustandes wesentlich vereinfachen. Nach den Resultaten der Clusteranalyse ist eine Klassifizierung in „normal" und „gestört" möglich, im Vergleich zur früheren Einteilung „normal" und die Störungsgrade „leicht", „mittelschwer" und „schwer". Mit Hilfe von Diskriminanzanalysen wurden 6 praxisrelevante Merkmale ermittelt: Serumalbumin, Serumtransferrin, Hämoglobin, Oberarmmuskelumfang, Trizepshautfaltendicke, Hauttestreaktion. Die Verwendung nur einzelner Parameter ergibt bei allen Patientengruppen größere Abweichungen. Allerdings haben zellvermittelte Reaktionen besondere Bedeutung. Dazu gehören: Intrakutaner Hauttest mit den Antigenen Candidin und Awelysin, der E-Rosetten-Test und in ausgewählten Fällen der Lymphozytentransformationstest mit verschiedenen Mitogenen Neuere Untersuchungen ergaben, daß der E-Rosettentest den Hauttest ersetzen kann Dieser Test ist schneller durchführbar und für den Patienten nicht belastend Die zellvermittelten Immunfaktoren korrelieren mit der Harnstoffproduktionsrate und mit dem Serumzinkgehalt Die humoralen Immunfaktoren weisen diese Beziehungen nicht auf Nach dem Ergebnis der Ernährungsdiagnostik stellen wir die Indikation für eine präoperative Ernährungstherapie bzw für eine gezielte Substitutionstherapie und wählen nach dem Ausmaß der Dünndarmresorption die entsprechende Ernährungsform.

Proteinturnover bei Tumorkachexie

(**Matkowitz, R.; Hartig, W.; Ritter, R.; Junghans, P.** – Leipzig)

Auf der Grundlage qualitativer und quantitativer Betrachtungen des Proteinumsatzes ausgewählter Plasmaproteine (Gesamtprotein, Albumin, α-, β-, γ-Globuline) und der Abschätzung des Gesamtkörper-Proteinturnovers mit Hilfe der „Standardisierten ^{15}N-Tracermethode" kann bei Tumor-Kachexie ein deutlich eingeschränkter Turnover des Gesamtkörperumsatzes bei reduziertem Albumin, α- + β-Globulin und forcierter γ-Globulin-Synthese gegenüber gesunden Probanden nachgewiesen werden

Die Partialsynthese der Einzelfraktionen wurde auf der Grundlage eigens dafür entwickelter präparativer Trennverfahren und der mathematischen Modellierung unter Zugrundelegung der inkorporierten ^{15}N-Mengen über einen Zeitraum von 72 Stunden in o g. isolierten Proteinfraktionen berechnet

Der Eiweißstatus onkochirurgischer Patienten unter besonderer Berücksichtigung der Proteine mit kurzer Halbwertszeit

(**Dommisch, K.; Brauner, G.; Beek, J.; Storm, H.** – Schwerin)

Ausgehend von der Bedeutung und der Stellung des Proteinstoffwechsels bei Malnutritionszuständen bei Malignomen wird darauf hingewiesen, daß Gesamteiweiß und Albumin als alleinige Parameter für die Beurteilbarkeit unzureichend sind

Es werden 134 bzw 204 Eiweißstaten von Patienten mit Karzinomen des Gastrointestinaltrakts hinsichtlich der Veränderungen im Bereich der kurzen Halbwertszeiten analysiert Der Anteil pathologischer Werte bei den Eiweißen kurzer Halbwertszeit ist um 10–30 % höher als bei den Albumin- und Gesamteiweißwerten, die mit den Angaben aus der Literatur vergleichbar sind Die Abhängigkeit von der Tumorlokalisation ist aber in gleicher Weise deutlich

Abschließend werden die einzelnen Eiweißparameter hinsichtlich ihrer diagnostischen Verwertbarkeit zur Frage Proteinstoffwechsel bei Tumorpatienten diskutiert und festgestellt, daß neben Tumorstoffwechsel, Nahrungskarenz und Substratmangel Faktoren wie z B Lebersyntheseleistung, Umstellung der Synthese auf Acute-Phase-Proteine und Umverteilungen von intra- und extravasalem Raum eine wichtige Rolle spielen und bei der Interpretation von Ergebnissen bedacht werden müssen.

Der Einfluß der präoperativen Vorbestrahlung bei Patienten mit Rektumkarzinom auf den Eiweißstoffwechsel

(**Dommisch, K.** Schwerin)

Eingangs wird das Behandlungskonzept für Patienten mit Rektumkarzinom unserer Einrichtung vorgestellt

Bestandteil dieses Konzepts ist die Vorbestrahlung mit 20 Gy Die Eiweißstaten vor und nach Vorbestrahlung von 56 Patienten mit Rektumkarzinom wurden verglichen.

Während 34 % der Patienten pathologische Gesamteiweiß- und Albuminwerte aufwiesen, war der Anteil der pathologischen Werte auf der Ebene der kurzen Halbwertszeiten wesentlich höher (47,6 %) In den Eiweißstaten nach der Vorbestrahlung waren deutliche Veränderungen beim Gesamteiweiß und beim Albumin nicht nachweisbar Hingegen erhöhte sich der Anteil pathologischer Werte bei den kurzen Halbwertszeiten, das betraf besonders das Präalbumin (auf 76,1 %).

In einer zweiten Untersuchungsgruppe von Patienten mit Rektumkarzinom (n = 22) wurde der Beginn der Ernährungstherapie bereits mit der Vorbestrahlung gesetzt und dabei in der Regel der enterale Weg genutzt Hier ließen sich Veränderungen im Eiweißstatus nicht mehr nachweisen, es war sogar eine positive Tendenz bei den Eiweißen kurzer Halbwertszeit zu erkennen Aus den Beobachtungen werden folgende Schlußfolgerungen formuliert

1 Die Ernährungsdiagnostik und -therapie gehört mit an den Anfang der Maßnahmen bei Karzinompatienten
2 Die Ernährungstherapie muß mit anderen therapeutischen Maßnahmen synchron laufen
3 Auch deshalb ist eine intensive interdisziplinäre Zusammenarbeit erforderlich
4 Bei konsequenter Ernährungstherapie lassen sich die negativen Auswirkungen der Vorbestrahlung auf den Eiweißstoffwechsel verhindern

Ernährungsdiagnostische Untersuchungen bei Gesunden

(**Duschka, I.; Duschka, L.; Schmoz, G.; Hartig, W.; Erhard, V.** – Borna – Leipzig – Rehbrücke)

Es wurde die Anwendbarkeit des 33-Punkte-Bewertungsschemas für die Beurteilung des Ernährungszustandes bei Gesunden überprüft Dazu wurden 81 Probanden untersucht, und zwar 51 Frauen und 30 Männer, mit einem Durchschnittsalter von 44 Jahren Der Zustand „gesund" wurde nach anamnestischen Angaben, anhand klinischer Befunde (Statuserhebung), nach dem Röntgenbefund des Thorax, dem Herz-Kreislaufbefund (Puls und Blutdruck), nach der Stoffwechselsituation (Blut- und Urinzucker, klinischer Zustand der Schilddrüsenfunktion) und nach dem Nierenbefund (Sediment, Kreatininclearence) definiert

Folgende Untersuchungsparameter wurden verwendet Serumalbumin, Serumtransferrin, Hämoglobin, Serumpraealbumin, Serumcholinesterase, retinolbindendes Protein (Biochemie), Körpermasse, Trizepshautfaltendicke, Oberarmmuskelumfang, Kreatinindex (Anthropometrie), relativer Lymphozytenanteil im peripheren Differenzialblutbild, intrakutaner Hauttest (Immunologie) Die einzelnen Parameter wurden nach Punkten bewertet. Die Gesamtpunktezahl, geteilt durch die Anzahl der Parameter, ergab den Ernährungsquotienten In gleicher Weise wurden die Partialquotienten für Biochemie, für Anthropometrie und für Immunologie ermittelt

Ergebnisse Der Durchschnittswert für den Ernährungsquotienten betrug 2,7 (3,0–2,5 = Normwert) bei allen Probanden Multivariate statistische Untersuchungen mit Hilfe der Clusteranalyse ergaben, ebenso wie die Erhebungen mit Hilfe des Ernährungsquotienten, Homogenität im Bereich des Normzustandes. Die Partialquotienten für Biochemie und für Anthropometrie lagen ebenfalls im Normbereich. Der immunologische Hauttestquotient erreichte mit 1,5 einen Grenzwert

Insgesamt konnte festgestellt werden, daß gesunde Probanden, unabhängig vom Alter und Geschlecht, nach den Werten der dafür verwendeten Untersuchungsparameter normale biochemische und anthropometrische Befunde aufwiesen

Die verminderten Hauttestreaktionen deuten aber darauf hin, daß immunologische Reaktionen auch bei sonst „gesund" ausgewiesenen Personen auftreten können. Mögliche Ursachen für die im Hauttest ausgedrückte Immundepression bei den hier untersuchten Probanden werden diskutiert.

Ernährungsdiagnostische Untersuchungen bei Patientinnen mit Mammakarzinom

(**Duschka, L.; Duschka, I.; Schmoz, G.; Hartig, W.; Erhard, V.** – Borna – Leipzig – Rehbrücke)

Patienten mit Karzinomen des Gastrointestinaltraktes weisen unterschiedlich häufig und mehr oder weniger ausgeprägt Ernährungsmängel auf Vergleichsweise dazu wurden ernährungsdiagnostische Untersuchungen bei 49 Patientinnen mit Mammakarzinom durchgeführt

Untersuchungsmethodik 33-Punkte-Bewertungsschema mit 5 biochemischen, 4 anthropometrischen und 2 immunologischen Parametern, Cluster- bzw Strukturanalyse und Diskriminanzanalyse

Ergebnisse

Normaler Ernährungszustand bei 35 Patientinnen (71,4 %) mit einem durchschnittlichen Ernährungsquotienten von 2,7, Störungsgrad leicht bei 14 Patientinnen (28,6 %) mit einem durchschnittlichen Ernährungsquotienten von 2,3 Die insgesamt bei allen Patientinnen erniedrigten Hauttestquotienten (PQICT = 1,1) weisen auf eine verminderte Abwehrlage dieser Patientinnen gegenüber gesunden Probanden (PQICT = 1,4, $p < 0,05$) hin Vergleichsweise damit sind die biochemischen und anthropometrischen Partialquotienten im Normbereich gelegen ($PQB_1 = 2,9$), $PQA_1 = 2,7$).

Die Clusteranalyse aus insgesamt 16 Parametern (11 Parameter des 33-Punkte-Schemas, resp 5 weitere praxisrelevante Merkmale) ergab ein Dendogramm, wonach die Patientinnen in 2 Gruppen eingeteilt wurden. Eine Gruppe enthielt 44 Patientinnen (89,8 %), eine zweite Gruppe 5 Patientinnen (10,2 %). Eine eindeutige Trennung dieser Gruppen nach den Ernährungsquotienten ließ sich allerdings nicht vornehmen Die Hauttestquotienten der einen Gruppe (n = 5) waren demgegenüber signifikant niedriger (PQICT = 1,2) als die der zweiten Gruppe (n = 44, PQICT = 0,1, $p < 0,05$) Dementsprechend hatten die Patientinnen der einen Gruppe (n = 5) fortgeschrittene Tumorstadien (T_4 = 2 Patientinnen, T_3 = 1 Patientin, T_2 = 2 Patientinnen).

Die Diskriminanzanalyse ergab eine optimale Merkmalskombination aus Serumalbumin, Serumtransferrin, Hämoglobin, Oberarmmuskelumfang, Trizepshautfaltendicke und Hauttestquotient Danach konnten die Patientinnen in 96 % der Fälle einer der beiden Clustergruppen zugeordnet werden.

Schlußfolgerungen

- Mit Hilfe ernährungsdiagnostischer Untersuchungsverfahren können auch bei Patientinnen mit Mammakarzinom Ernährungsdefizite nachgewiesen werden
- Die verminderten immunologischen Reaktionen bei allen Patientinnen weisen auf eine herabgesetzte Abwehrlage gegenüber gesunden Probanden hin
- Beziehungen zwischen fortgeschrittenen Tumorstadien und Ernährungsdefizit, vor allem bei herabgesetzter immunologischer Reaktion, können vermutet werden.
- Der Anteil von Ernährungsdefiziten am Gesamtkollektiv ist gering, so daß ernährungstherapeutische Konsequenzen in der praeoperativen Phase bei diesen Patientinnen nicht abgeleitet werden können.

Spurenelementdiagnostik bei Gesunden

(Zillig, R. — Rostock)

Unter der Fragestellung „Wie wird durch eine natürliche enterale Ernährung die Versorgung mit den Spurenelementen Mangan und Kupfer abgesichert?" wurden die Normalwerte im Serum bei 180 gesunden Personen bestimmt

Die Kupferanalyse wurde photometrisch mit Hilfe von Acetaldehyd und Oxalsäuredihydracidlösung durchgeführt

Zum Nachweis von Mangan wandten wir die von Ackermann (1962) empfohlene Methode mit Arnold'scher Base an.

Die Auswertung der Ergebnisse erfolgte hinsichtlich des Alters und des Geschlechts.

Weiterhin wurde eine Aufgliederung entsprechend der wohn- und berufsbedingten Umweltexposition in die Gruppe der Land- und die der Stadtbevölkerung vorgenommen

Im Gegensatz zur Landbevölkerung, die Serumkonzentration im Bereich der in der Literatur genannten Norm aufweist, zeigt die Stadtbevölkerung sowohl beim Kupfer als auch beim Mangan deutlich höhere Werte

Vor allem bei Frauen sind mit Eintritt in das Berufsleben weit über die Normgrenze hinausgehende Mengen zu beobachten, die erst nach dem 50 Lebensjahr rückläufig sind Dieser Kurvenverlauf weist auf einen möglichen Zusammenhang zwischen Umweltexposition am Arbeits- und Aufenthaltsort hin, wobei aber die Frauen eine empfindlichere Reaktion zeigen

Aus diesen Ergebnissen müssen weitere Überlegungen dahingehend abgeleitet werden, ob sich im Organismus durch eine stärkere Umweltbelastung verwertbare Speicherdepots bilden Dadurch würden bei einer notwendig werdenden parenteralen Ernährung zusätzliche Substitutionen nicht erforderlich.

Zum anderen ist aber eventuell bei einer Adaptation des Stoffwechsels an so hohe Serumkonzentrationen sogar eine vermehrte Spurenelementverabreichung notwendig.

Eine Antwort auf die Frage konnte durch unsere Versuchsanordnung mit der alleinigen Serumkonzentrationsbestimmung nicht gegeben werden Es wäre in der Zukunft interessant, durch komplette Spurenelementstatusuntersuchungen und eine spezifische Enzymdiagnostik auch Aussagen über die biologische Verfügbarkeit der Spurenelemente treffen zu können

Spurenelementgehalt in standardisierten Nährlösungen

(Zillig, R. — Rostock)

Die Hauptbestrebungen der bisher durchgeführten Forschungen in der Humanmedizin über die Spurenelemente waren darauf gerichtet, für außergewöhnliche Situationen in der menschlichen Ernährung den Bedarf und die tägliche Aufnahmemenge zu definieren

Mitteilungen von Mills, Hankins, Solomons, Fleming und Berg über zu geringe Konzentrationen in den Infusionslösungen und daraus resultierende Mangelerscheinungen gaben Anlaß, den Gehalt auch in unseren Präparaten zu überprüfen

Bei den in der Klinik für Chirurgie der Wilhelm-Pieck-Universität Rostock durchgeführten Untersuchungen wurden die Kupfer- und Mangankonzentrationen in 24 standardisierten Nährlösungen bestimmt

Es fiel auf, daß Kupfer nur in den eiweißhaltigen Präparaten und Blutderivaten nachweisbar war

Mangan ist in unseren Lösungen häufiger vorzufinden Die höchsten Konzentrationen von durchschnittlich 86,5—169,8 nmol/l sind auch hier in den Blut-, Plasma- und Humanalbuminlösungen vorhanden

In den übrigen Lösungen schwanken die Werte von Produkt zu Produkt, aber auch innerhalb eines Präparates von Charge zu Charge Bei der klinischen Anwendung im Rahmen einer kompletten parenteralen Ernährung bis zu einer Dauer von 50 Tagen konnte die Kupferaufnahme durch das gewählte Infusionsprogramm in Höhe des in der Literatur genannten Bedarfs abgesichert werden Dementsprechend bewegte sich die durchschnittlich registrierte Serumkonzentration im Normbereich und fiel erst nach dem 38 Tag ab, ohne sich in Form einer Mangelsymptomatik zu manifestieren

Die täglich geforderte Manganaufnahme von 34,4—145,6 µmol kann durch unsere Lösungen nicht realisiert werden Trotz der sehr niedrigen Zufuhr blieben die Serumkonzentrationen im Normbereich. Dieses konstant hohe Niveau führen wir auf Interaktionen im Stoffwechsel zurück

Aus unseren Untersuchungen ergibt sich die Notwendigkeit der Spurenelementssubstitution dann, wenn die TPE über einen Monat hinaus anhält

Wir halten seitens des Herstellers eine Mengenangabe in allen Lösungen zur gezielten Infusionstherapie für erforderlich Zur Überwindung von Mangelzuständen ist die Produktion einer spurenelementangereicherten Humanalbuminlösung unbedingt zu empfehlen

Spurenelementdiagnostik bei Intensivpatienten

(Schweder, R.; Helmke, U.; Czarnetzki, H.-D. — Rostock)

Aufbauend auf eine interne Studie zur Analyse der Spurenelemente Zink und Kupfer bei Intensivpatienten im Jahr 1985 führten wir diese Untersuchung in der Folgezeit fort Es handelt sich um Patienten mit nekrotisierender Pankreatitis, Sepsis, Organperforationen und deren Folgeerscheinungen, Schädelhirntraumata und polytraumatisierte Patienten. Es wird auf die Bedeutung der essentiellen multifaktoriellen Bioelemente Kupfer und Zink eingegangen Der 1985 errechnete Mittelwert von Zink wurde bestätigt (1985 33,86 µmol/l, 1986 33,40 µmol/l) Für Kupfer wurde ein höherer Mittelwert bestimmt (1985 11,89 µmol/l, 1986 24,20 µmol/l), letzteres führten wir auf die vermehrten Gaben von gerinnungsaktivem Frischplasma zurück

Insgesamt erhielten alle Patienten im Rahmen der totalen parenteralen Ernährung täglich Aminosäurelösungen, Trockenplasma, Humanalbumin und bei gezielter Substitution Frischplasma und Blutkonserven

Bei dieser täglichen Infusions- und Transfusionsbehandlung führten wir ungefähr 2,0 mg Kupfer und 2,2 mg Zink zu.
Es ist notwendig, die Analysen bei Intensivpatienten fortzusetzen und die Exkretionsverluste mit in die Bilanz einzubeziehen.

Bausteine der enteralen und parenteralen Ernährung und Ernährungskonzepte

(**Schweder, R.; Czarnetzki, H.-D.; Helmke, Z.** — Rostock)

Die künstliche Ernährung nimmt einen wichtigen Platz im Therapieplan bei der Behandlung chirurgischer Patienten ein. Die vollständige totale parenterale Ernährung bedeutet die komplette und bedarfsgerechte Zufuhr aller Bestandteile der Nahrung auf intravenösem Wege. Es wird auf die für die Bereitstellung von Energie so wichtigen Nährstoffe eingegangen. Als erste werden die Aminosäuren mit Dosierungsangaben bei gleichzeitiger Zufuhr von Energiespendern vorgestellt. Auf den Albumingehalt und seine Bedeutung zur Aufrechterhaltung des kolloid-osmotischen Druckes wird eingegangen. Die Schätzformeln zur Substitution der Albumine und zur Berechnung des kolloid-osmotischen Druckes werden dargestellt. Bei den Kohlenhydraten wird auf die Notwendigkeit der Glucosezufuhr und auf die Verabfolgung der Nichtglucosekohlenhydrate und ihre Grenzen hingewiesen. Die Bedeutung der Fette als Energieträger bei der parenteralen Langzeiternährung wird hervorgehoben. Die Kontrolle der Triglyceridkonzentration im Serum ist zur Überwachung der Fettverwertung von Wichtigkeit. Die Osmolalität einiger wichtiger Infusionslösungen wird aufgezeigt und damit auch die Wege der intravenösen Zufuhr.
Mittels der Bestimmung der Stickstoffbilanz am Beispiel von 3 Patienten (hämorrhag.-nekr. Pankreatitis, SHT und Enzephalitis) wird die Effektivität der künstlichen Ernährung graphisch dargestellt. Die negative Stickstoffbilanz wird analysiert. Bei künstlich ernährten Patienten muß das Infusionsprogramm täglich entsprechend der metabolischen und klinischen Situation überdacht, adaptiert und kontrolliert und dem speziellen Bedarf des Patienten angepaßt werden. Die Bestimmung der Stickstoffbilanz ist eine in der Routine anwendbare Kontrolle der Therapiekonzepte.

Ernährungstherapeutische Beeinflussung von Ernährungsdefiziten bei Patienten mit Karzinomen des Gastrointestinaltraktes

(**Schmoz, G.; Hartig, W.; Erhard, V.** — Leipzig — Rehbrücke)

Im Rahmen der präoperativen Vorbereitung wurden 163 Patienten mit Magen-, Oesophagus-, Kolon- und Rektumkarzinomen gezielt ernährungstherapeutisch behandelt. Die Indikation für die Ernährungstherapie wurde gestellt nach dem Ergebnis der Ernährungsdiagnostik. Die entsprechende Ernährungsform wurde gewählt nach dem Ausmaß der Dünndarmresorptionsfunktion sowie nach klinischen Aspekten, und zwar: Bei Ernährungsmangel parenterale oder kombinierte bzw. enterale Ernährung bei ausreichender Resorption; bei normalem Ernährungszustand enterale oder volle orale Ernährung; gezielte Substitution bei Serumalbumin- und Hämoglobindefiziten.
Daraufhin wurde ernährt: Parenteral oder kombiniert bei 79% der Patienten mit Magen- und Oesophaguskarzinom sowie bei 41% der Patienten mit Kolon- und bei 44% der Patienten mit Rektumkarzinom. Demgegenüber war die enterale bzw. volle orale Ernährung bei 21% der Patienten mit Magenkarzinom möglich vergleichsweise mit einer höheren Rate enteraler Zufuhr bei 58% der Patienten mit Kolon- und 56% der Patienten mit Rektumkarzinom.
Positive Ernährungs- und Substitutionseffekte wurden insgesamt bei 73% der Patienten erzielt. Besonders auffällig war die ernährungstherapeutische Beeinflußbarkeit bei Patienten mit ausgeprägtem Ernährungsmangel und bei abgeschwächter immunologischer Reaktion, und zwar in 61% der Fälle. Bezüglich des operativen Vorgehens ergab sich: Vor Radikaloperationen (Gastrektomie, Resektionen, Rektumexstirpationen) wurden positive Therapieeffekte in 80% der Fälle erzielt, vor Palliativoperationen (palliative Resektionen, Anlage von Ernährungsfisteln, Anlage von Kolostomien) bei 78% und vor explorativen Laparotomien in 74% der Fälle.
Nach diesem differenzierten Vorgehen kann der Umfang der aufwendigeren und gefahrvolleren parenteralen Ernährung spürbar reduziert werden zugunsten der weniger aufwendigen und nicht so gefahrvollen enteralen Ernährung.
Darüber hinaus wird der Wert der gezielten Ernährungs- und Substitutionstherapie bei Mangelernährung für die Durchführung belastender operativer Eingriffe verdeutlicht.

Ernährungsdiagnostik und Ernährungstherapie bei Patienten mit Magenkarzinom — Präoperative Vorbereitung und ernährungsdiagnostische Metaphylaxe

(**Conrad, Ch.; Helmke, U.; Czarnetzki, H.-D.** — Rostock)

50—60% der Patienten mit Magenkarzinom kommen mit einem deutlich reduzierten Ernährungs- und Allgemeinzustand zur stationären chirurgischen Behandlung. Die defizitäre Stoffwechselsituation dieser Patienten spiegelt sich in anthropometrischen, laborchemischen und unspezifisch-immunologischen Befunden wieder. Unerkannt und unbehandelt begründet dieser Umstand ein erhöhtes Operationsrisiko und eine erhöhte postoperative Komplikationsrate.
In einer 1-Jahres-Analyse dieser Patienten (31) erhoben wir folgende Befunde: Gewichtsverlust bei 55% der Patienten, Verlust an Skelettmuskulatur bei 24% und Verlust an Depotfett bei 45% der Kranken. Im Rahmen der Labordiagnostik waren das Gesamteiweiß (15% der Patienten) und das Albumin (9%) selten reduziert. Die Eiweiße mit kurzen biologischen Halbwertszeiten wie die Cholinesterase (48%) und das Transferrin (39%) waren viel häufiger pathologisch erniedrigt. Die Konfrontation mit einigen Antigenen (Intracutantestung) deckte bei 30% der Patienten hyperge und bei 58% der Patienten anerge Reaktionslagen auf.
Wir substituierten alle Patienten mit pathologischen Befunden prä- und postoperativ mit Eiweiß- und Kohlenhydratbausteinen. Die Vorbereitung erstreckte sich über 6—8 Tage. Das Operationsrisiko und die Komplikationen wurden kalkulierbarer und qualitativ und quantitativ vermindert. Die ärztlich betreute ernährungsphysiologische Metaphylaxe über das erste postoperative Jahr zeigt erfreuliche anabole Stoffwechsellagen an.

Organisationsfragen der Ernährungsbehandlung bei Malignompatienten in der chirurgischen Klinik

(**Dommisch, K.** — Schwerin)

Mit der Durchführung von ernährungsdiagnostischen und -therapeutischen Maßnahmen ergeben sich eine Reihe von Forderungen und Problemen und damit auch Organisationsfragen. Das erfordert Lösungsvarianten, die sich in territoriale und lokale Gegebenheiten zwanglos einfügen müssen.
Es sollte eine Arbeitsgruppe gebildet werden, in der chirurgisch tätige Ärzte, Intensivtherapeuten, Gastroenterologen und Biochemiker tätig sind. Außerdem sollten dieser Arbeitsgruppe die jeweiligen Schwestern, Diätassistentinnen, Physiotherapeuten und Psychologen angehören. Diese Gruppe hat die organisatorischen Probleme gemeinsam zu beraten, die Aktualität und Wissenschaftlichkeit abzusichern, die Effektivität und Ökonomie der Maßnahmen zu beachten, adäquate Therapiekonzepte zu beraten und zu erarbeiten, Qualifikation der Mitarbeiter zu organisieren und die Ergebnisse auszuwerten. Zum Abschluß wird die eigene räumliche Lösungsvariante vorgestellt. Sie besteht in der Bildung einer 15-Betten-Station, auf der die ernährungsdiagnostisch und -therapeutisch zu versorgenden Patienten perioperativ behandelt werden.

Zentralvenöse Katheter zur parenteralen Ernährung — Technik, Gefahren und Komplikationen

(**Wiedemann, B.; Jalinski, W.** — Leipzig)

Zur Durchführung der parenteralen Ernährung (p. E.) ist der zentralvenöse Katheter eine obligate Voraussetzung. Durch die zentrale Lage der Katheterspitze wird ein Verdünnungseffekt der Infusionslösung mit Blut von mindestens 1:1000 erreicht, was die Zufuhr der meist bluthypertonen Nährlösungen, aber auch korrigierender stark saurer oder alkalischer Substanzen erlaubt.

Die Anlage eines zentralen Venenkatheters über einen peripheren Zugangsweg ist bei einer auf maximal 3—4 Tage limitierten p. E. durchaus akzeptabel. Die Venae sectio ist heute allerdings wegen der hohen Infektionsgefahr und aller damit verbundenen prekären Folgen weitgehend verlassen.

Wesentliche Vorteile gegenüber der Venae sectio bringt das Einführen des Katheters über eine durch die Haut eingebrachte Punktionskanüle in eine periphere Vene.

Der Cavakatheter via V. jugularis externa wird neuerdings von einigen Autoren als eine günstige Methode auch für die langfristige p. E. angesehen. Hinsichtlich Frühkomplikationen hat diese Methode die niedrigste Komplikationsrate, auch die Sepsisquote liegt annähernd bei Null.

Die Punktion der V. femoralis und die Plazierung des Katheters in der unteren Hohlvene kommt wegen der hohen Thrombose- (18%) und Sepsisgefahr (2,8%) nur als überbrückende Maßnahme oder bei Unmöglichkeit anderer Zugänge zur Anwendung.

Bei der Punktion der V. subclavia soll wegen des kürzeren Weges, der tiefer stehenden Pleuraspitze und des nicht vorhandenen Ductus thoracicus auf dieser Seite primär stets die rechte Vene bevorzugt werden. Gelingt die Punktion dieser Vene oder die Plazierung des Katheters nicht, kann der Versuch über die V. jugularis interna der gleichen Seite unternommen werden.

Die Vorteile der V. jugularis interna-Punktion liegen in der niedrigen Katheterfehllagequote sowie der geringen Phlebitis- und Sepsisrate, die hier bei 0,01% liegen sollen. Bei der Anlage eines zentralvenösen Katheters sollten bezüglich der Punktionswahl folgende Gesichtspunkte berücksichtigt werden: Karotisangiografie, ein bestehender oder geplanter Dialyseshunt, ein Thoraxtrauma, eine respiratorische Insuffizienz und manifeste Gerinnungsstörungen.

Folgende Schlußfolgerungen werden aufgeführt:

1. gute Organisation des Cava-Kathetermechanismus;
2. exakte und klare Indikationsstellung;
3. peinliche Asepsis und Antisepsis bei der Katheteranlage und dem täglichen Umgang;
4. nach Möglichkeit Verwendung eines geschlossenen Systems und Punktion nach dem Braunülenprinzip;
5. tägliche Kontrolle und Pflege der Katheraustrittsstelle;
6. ggf. subkutane Untertunnelung des Katheters, besonders bei geplanter p. E. über mehrere Wochen oder Monate;
7. sofortiges Entfernen des Katheters bei nicht mehr gegebener Indikation bzw. bei Vorliegen oder Verdacht auf Phlebitis, Thrombose oder Sepsis. Mikrobielle Untersuchung der Katheterspitze und -austrittsstelle.

Abschließend wird darauf hingewiesen, daß zentralvenöse Katheter nur von den Kollegen ausgeführt werden sollten, die mehrere Punktionstechniken beherrschen und mit der Gesamtproblematik vertraut sind.

Automatische enterale Ernährungspumpe für die Langzeiternährung

(**Winter, A.** — Leipzig)

Der Erfolg der Therapie bei Patienten mit Malignomen hängt in erheblichem Maße von der Ernährungsbehandlung ab. Bei ausreichender Resorptionskapazität des Dünndarms kann die Zufuhr künstlicher Nahrungsbestandteile bei entsprechender Indikationsstellung auch enteral erfolgen. Wir setzen konservative Sondentechniken unter Verwendung von Silikonkautschuksonden und operative Applikationsformen, wie Feinnadel-Katheter-Jejunostomien (FNKJ) ein. Die Applikation der Nährlösung im Rahmen der künstlich enteralen Ernährung kann prinzipiell

a) als Bolusapplikation (Spritze);
b) als Dauerapplikation (Schwerkraftinfusion) und
c) mit Hilfe von Pumpsystemen erfolgen.

Die Verwendung von Pumpen weist folgende Vorteile auf:

- Kontinuität der Zufuhr der Nährlösung,
- leichte Regulierbarkeit der Applikationsmengen und der zeitlichen Abstände zwischen den Applikationen,
- Sicherung einer klinisch vertretbaren Genauigkeit,
- leichte und sichere Bedienbarkeit,
- in der Regel keine Berührung des Gerätes mit der Nährlösung und leichte Reinigungsmöglichkeit.

Wir verwenden bei der Zufuhr von Nährlösung eine in unserer Einrichtung gebaute elektronisch gesteuerte Rollenpumpe. Die Förderung durch dieses Gerät gewährleistet eine kontinuierliche Zufuhr des Nährstoffgemisches und ermöglicht eine Bolusfütterung. Die Förderleistung ist in zehn Stufen von 50 bis 500 ml/Stunde einstellbar. Diese Steuergenauigkeit ist notwendig, um eine maximale Volumenzufuhr nicht zu überschreiten, die gastral 200 bis 300 ml/Stunde und jejunal 150 ml/Stunde beträgt.

Neben den bereits genannten allgemeinen Vorteilen kann das Gerät teilweise netzunabhängig betrieben werden und ist relativ robust sowie handlich in seinen Abmessungen.

Aufgrund ihrer einfachen Technik ist die Pumpe auch für die Langzeit- und ambulante Heimernährung geeignet.

Präoperative Ernährungs- und Abwehrsituation bei malignen enteralen und extraenteralen Erkrankungen

(**Helmke, U.; Czarnetzki, H.-D.; Conrad, Ch.** — Rostock)

Malignome beeinflussen über eine Reihe von Faktoren das Ausmaß kataboler Stoffwechselvorgänge. Allen Tumoren ist der katabole Tumorstoffwechsel gemeinsam. Bei der Tumorlokalisation im Bereich der Nahrungspassage, der Digestion und Resorption kommen schwerwiegende Ursachen für die Katabolite hinzu. Der Aufwand an Diagnostik bei gastrointestinal gelegenen Geschwülsten und der dadurch fastenbedingte Energie- und Eiweißverlust sind therapeutisch zu beachten. Eiweißverluste als Sekundärfolgen durch Ergüsse, Ascites und durch andere Erkrankungen wie Lebercirrhose, Stoffwechselerkrankungen u. a. m. sind bei allen bösartigen Geschwülsten als zusätzliches Risiko zu berücksichtigen. Bei extraenteral angesiedelten Malignomen kommen weniger negativ beeinflussende Faktoren zusammen. Demzufolge sind die Parameter der Ernährungsdiagnostik (Anthropometrie, Laborchemie) hier kaum pathologisch verändert. Die Tumorlokalisation im Magen-Darm-Trakt und in Leber, Gallenwegen und Pankreas verursacht dagegen teilweise drastische Verminderungen im Eiweißbestand (Gesamteiweiß, Albumin, Cholinesterase, Transferrin) bei der Mehrzahl der Patienten. Besonders deutlich reagieren die Proteine mit kurzen biologischen Halbwertszeiten. Die Intracutantestung deckt bei 60—70% aller Tumorpatienten Abwehrschwächen auf (hyperg, anerg).

Der präoperativen Ernährungsdiagnostik und -therapie kommt besonders bei gastrointestinalen Karzinomen große Bedeutung zu.

Der Einfluß bösartiger Geschwülste auf den Ernährungszustand des Wirtsorganismus aus pathologisch-anatomischer Sicht unter besonderer Berücksichtigung sogenannter paraneoplastischer Syndrome

(**Haupt, R.** — Leipzig)

Der Pathologe hat bei der Tumorkachexie immer einen Endzustand, den „Ist-Befund" zum Zeitpunkt des Todes, zum Gegenstand. Funktionelle Faktoren und Ausgangswerte der Körperbeschaffenheit sind nicht mehr direkt oder nur nach klinischen Angaben zu erfassen. Der Vorteil unseres Faches ist die mögliche Zusammenschau verschiedenartiger tumorbedingter Krankheitszustände. Bereits vor 20 Jahren haben wir in einer umfassenden Studie Körpergewichte von Verstorbenen mit unterschiedlichen Organkrebsen ermittelt (Geyer) und eine Reihung der Tumoren mit abnehmender Kachexieschwere bei den Toten vorgenommen: für Organkrebse bei Männern: Magenkarzinom — Rektumkarzinom — Nierenkarzinom — Lungenkarzinom — Gallenblasenkrebs und Prostatakarzinom; für Organkrebse bei Frauen: Magenkarzinom — Nierenkarzinom — Rektumkarzinom, Lungentumoren, Mammakarzinom und Gallenblasenkarzinom. Dabei handelt es sich aber jeweils um die Endzustände.

Gleichzeitig fanden wir bei differenzierten Krebsen eine stärker ausgeprägte Tumorkachexie als bei undifferenzierten Karzinomen. Somit scheinen Dauer des Krankheitsverlaufes und besondere Lokalisationen (z. B. Magen-Darm-Kanal) wie auch das ursprüngliche Ausgangsgewicht (Frauen mit Gallenblasenkarzinomen waren meist vorher adipös!) sowie Therapieeinflüsse (Prostatakarzinom und Hormontherapie) Einfluß auf das Endgewicht zu haben.

Nach Studien von Gierth sind zudem Resorptionsstörungen des Dünndarmes für die Ausbildung einer Geschwulstkachexie mitverantwortlich. Stärkere Störungen sind bei den Patienten mit undifferenzierten Krebsen ausgeprägt.

Direkte Einflüsse von Tumoren auf den Ernährungszustand kommen zustande:

- durch Verlegung von Teilen des Oesophagus-Magen-Darm-Kanals mit Verschlechterung der Nahrungsaufnahmebedingungen,
- Tumorwachstum. Entwicklung großer Tumor- und Metastasenmasse, Tumorzerfall und Tumorinfektion als Konkurrent beim Verbrauch körpereigener Bausteine,
- durch Tumorblutungen, Anämie mit Störungen in der Sauerstoffversorgung des Organismus,
- durch Metastasenfolgen in bestimmten Organen wie Leber, Hirn, endokrinen Organen, Knochenmark, Harnwegen mit Verlegung, Pankreas. Der teilweise oder vollständige Ausfall dieser Organsysteme u. ä. führt auch zu schweren Ernährungsstörungen des Gesamtorganismus.

Therapiefolgen sind meist direkt oder indirekt von Bedeutung für den Körperzustand des Tumorkranken. Erinnert sei nur an die Folgen von Bestrahlung und Chemotherapie für wichtige Gewebe und Organsysteme (Knochenmark, Magen-Darm-Kanal, Leber und Atemwege). Daneben lassen sich therapiebedingte Störungen im Appetit, bei der Resorption im Magendarmtrakt, bei der Sauerstoffversorgung und am Immunsystem des Organismus nachweisen. Auch chirurgische Eingriffe am Magen und Darm und den großen Verdauungsdrüsen beeinflussen den Ernährungszustand.

Diese iatrogen ausgelösten und unterhaltenen Störungen im Ernährungszustand sind bei der Festlegung der Therapiestrategie stets mit zu berücksichtigen.

Paraneoplastische Syndrome (tumorassoziierte Krankheitsbilder) entstehen durch „Fernwirkung" vom Tumor im Wirtsorganismus. „Übermittler" sind dabei:

- Tumoreiweißkörper als Verursacher von immunologischen Reaktionen (z. B. am Zentralnervensystem),
- hormonartige Polypeptide, die Drüsen mit innerer Sekretion stimulieren oder selbst wie eine Drüse mit innerer Sekretion wirken (Serotoninsyndrom, Cushingsyndrom, Salzmangelsyndrom usw.),
- vitaminartige Substanzen (ähnliche z. B. dem Vitamin D — beim Magenkarzinom)

oder auch direkte Tumorwirkung auf Stoffwechselparameter wie Einwirkung auf den Mineralstoffwechsel, auf den Zuckerstoffwechsel sowie allgemeine Einflüsse auf den Gesamtstoffwechsel, wie das durch Tierexperimente nachgewiesen wurde. Besonders seien in diesem Zusammenhang noch erwähnt Einflüsse auf das Gerinnungssystem mit Thromboseneigung und auf die Zotten im Dünndarm bei Tumorkranken sowie die Glomerulonephrose mit Eiweißverlust.

Somit sind auch Ernährungsstörungen, partielle Stoffwechselbeeinflussungen und letztlich Tumorkachexie selbst durch diese vielfältigen biologischen Eingriffe in den Wirtsorganismus direkt und indirekt mitbedingt.

Die Tumorkachexie ist somit das Resultat sehr verschiedenartiger und sich auch wechselseitig beeinflussender Ursachenketten, in denen biologische Wechselwirkungen, direkte und indirekte Tumorfolgen und die Therapie Einfluß gewinnen.

Zusammenfassung und Schlußfolgerungen

Die Autoren haben mit ihren wissenschaftlich gut fundierten Beiträgen zu den Problemen der Ernährungsdiagnostik und -therapie bei Patienten mit Malignomen Stellung bezogen und vor allem damit einen offenen Meinungsstreit entfacht. Folgende Aspekte können besonders hervorgehoben werden:

- Malignes Wachstum führt zu mehr oder weniger ausgeprägten biochemischen Veränderungen des Stoffwechsels, als deren Folge Ernährungsmangelzustände auftreten können.
- Nach umfangreichen klinisch-experimentellen Untersuchungen an Patienten mit Karzinomen des Magen-Darm-Kanals können Ernährungsmängel mit Hilfe ausgewählter biochemischer, anthropometrischer und immunologischer Parameter definiert werden. Dafür eignen sich im einzelnen: Serumalbumin, Serumtransferrin, Hämoglobin, Trizepshautfaltendicke, Oberarmmuskelumfang und intrakutane Hauttestung bzw. der E-Rosetten-Test.
- Die einzelnen Untersuchungsparameter sind praxisrelevant und können in jeder klinischen Einrichtung bestimmt werden.
- Nach den Ergebnissen der Ernährungsdiagnostik stellen wir die Indikation für eine gezielte Ernährungstherapie und wählen nach dem Ausmaß der Dünndarmresorption die entsprechende Ernährungsform (parenteral, enteral, kombiniert enteral-parenteral). Bei diesem differenzierten Vorgehen kann die aufwendigere und gefahrvollere parenterale Ernährung zugunsten der weniger aufwendigen und gefahrloseren enteralen Ernährung wesentlich eingeschränkt werden und speziellen Indikationen vorbehalten bleiben.
- Ernährungsmangelzustände bei Patienten mit Malignomen, vor allem des Magen-Darm-Kanals, können durch eine gezielte präoperative, 10—14 Tage dauernde Ernährungstherapie ausgeglichen werden. Das führt zu einer spürbaren Konditionierung der Patienten gegenüber operativen Eingriffen.
- Der Ernährungsmangel kann heute als nur ein Teilfaktor einer umfangreichen Risikopalette betrachtet werden, die auf den Behandlungsverlauf des Patienten Einfluß nehmen kann.
- Einzelne Studien und klinische Beobachtungen zeigen den bevorzugten Stellenwert der präoperativen Ernährungstherapie bei mangelernährten Patienten mit malignen Erkrankungen für den postoperativen Verlauf.
- Exakte Untersuchungen über den alleinigen Einfluß der Ernährungstherapie auf das Behandlungsrisiko müssen tierexperimentellen Untersuchungen vorbehalten bleiben.
- Die Arbeitsgemeinschaft Parenterale und Sondenernährung wird ein Statement über die praktische Durchführung der Ernährungsdiagnostik und die gezielte Anwendung der Ernährungstherapie bei Patienten mit Malignomen erarbeiten und dieses dem Vorstand der Gesellschaft für Ernährung vorlegen. Damit wird beabsichtigt, dieses differenzierte Vorgehen für die Anwendung in den medizinischen Einrichtungen zu empfehlen.

Tagungsbericht

2. Fortbildungstagung für Krankenpflegepersonal auf chirurgischen Wachstationen und Intensivstationen im November 1986 im Bezirks-Krankenhaus Rostock

Vom 17. bis 19. November 1986 fand in der Chirurgischen Klinik des Bezirkskrankenhauses Rostock unter der Leitung von Doz. Dr. sc. med. Helmke die 2. Tagung zur ernährungsdiagnostischen und -therapeutischen Fortbildung für Schwestern und Krankenpfleger statt. Es ging, wie bei der ersten Veranstaltung 1985 im BKH „St. Georg" in Leipzig, um die wissenschaftlich begründete Diagnostik von Ernährungsmängeln und die Ernährungstherapie von Patienten mit defizitärem Stoffwechsel.
90 Teilnehmer aus 7 Bezirken der DDR waren interessierte Besucher. Die Erkenntnisvermittlung und der Erfahrungsaustausch fanden in Form von Vorträgen, Diskussionen und praktischen Übungen statt. Im Erfahrungsaustausch berichteten die Teilnehmer über die Verfahrensweise in ihren Krankenhäusern. Die praktischen Übungen umschlossen sowohl diagnostische Maßnahmen am Patienten, wie Anthropometrie und Intracutantestung, als auch küchentechnische Vorbereitungen und geschmackskorrigierende Möglichkeiten bei der Zubereitung von Formuladiäten.
Der Teilnehmerkreis sprach sich bei der Auswertung der Veranstaltung lobend über das Anliegen dieser zentralen Schwesternfortbildung aus und begrüßte den Vorschlag, regelmäßig in Abständen von 1 bis 2 Jahren grundsätzliche Kenntnisse und Fortschritte auf dem Gebiet der Ernährung zu vermitteln. Es wurde beschlossen, diese Fortbildung im Bezirkskrankenhaus Rostock anzusiedeln.
In diesem Zusammenhang gilt der Dank dem Gastgeber, dem Ärztlichen Direktor des BKH und Chefarzt der Chirurgischen Klinik, Herrn MR Prof. Dr. sc. med. H.-D. Czarnetzki. Dankbar sind wir auch für die Unterstützung von Seiten der Sektion Parenterale und Sondenernährung in der Gesellschaft für Ernährung der DDR unter der Leitung ihres Vorsitzenden Oberarzt Dr. sc. med. Schmoz.

Dozent Dr. sc. med. Ulrich Helmke
Bezirkskrankenhaus Rostock-Südstadt
Otto-Grotewohl-Ring 81
Rostock
2500

Ernährungsforschung **32** (1987) 6, 169—170

B. Gaßmann

Internationale Entwicklungstrends der Lebensmittelerzeugung

1. Bedarfs- und Sortimentsentwicklung; neuartige Lebensmittelbestandteile

International wird das Lebensmittelsortiment des Jahres 2000 durch wachsende Anforderungen an die Qualität, Attraktivität, Originalität, Souveränität und Varietät bestimmt werden (frisch, gesund, unorthodox, genußorientiert, modebewußt, hoher Gebrauchswert, umweltfreundliche Verpackung, erkennbare Eigenständigkeit für Produkt und Verwendungsform, Abwechslungsanreize bei Selbstzubereitung und in der Gesellschaftlichen Speisenwirtschaft, hoher Anspruch an Qualitätsgarantie).
Generell muß davon ausgegangen werden, daß die Befriedigung der Ernährungsbedürfnisse und die Qualität der Lebensmittel eine noch größere Rolle spielen werden als bisher. Industriell gefertigte und vorgefertigte Lebensmittel werden entsprechend ihrer Attraktivität, ihrem Gebrauchswert, ihrem Preis und ihrer Akzeptanz in der Bedeutung variieren. Der Außer-Haus-Verzehr wird nach wie vor ansteigen, und die traditionellen Eßformen werden sich weiter auflösen (Verflachung herkömmlicher Familien- und Mahlzeitenhierarchien, zunehmender Anteil von alten Menschen sowie 1- und 2-Personenhaushalten, steigende Selbständigkeit und Unabhängigkeit von Jugendlichen, sich wandelnde Bedeutung und Art der Wochenend-Ernährung gegenüber der Wochentagsverpflegung, Trend zur „Imbiß-Gesellschaft"). Die einzelnen Erzeugnisgruppen werden sich differenziert entwickeln. Gegenwärtig erkennbare Trends begünstigen Produkte mit langer Haltbarkeit, Lebensmittel mit eingebauten Dienstleistungen (Convenience-Produkte), Schnellimbisse (industrielle Gastronomie), Erzeugnisse, die gesundheitliche Aspekte berücksichtigen, standardisierte Lebensmittel mit hohem Kombinationseffekt sowie Lokal- und Nationalgerichte.
Trotz weiterer bestehender energetischer Überernährung wird in den hochentwickelten Industrieländern mit einem Abbau des Anteils tierischer Lebensmittel zugunsten pflanzlicher und einer Zunahme des Anteils energiereduzierter Lebensmittel gerechnet. Die sich abzeichnende Bedeutung von ω-3-Fettsäuren für die Gesundheit könnte auch verstärkte Bemühungen um eine ausreichende Versorgung mit Fischerzeugnissen bewirken. Der Anteil zielgruppenorientierter und maßgeschneiderter Lebensmittel wird wachsen, und Fortschritte in der Erkennung und Beherrschung ernährungsabhängiger Krankheiten und Stoffwechsel-Störungen werden zu neuen diätetischen Lebensmitteln und Kostformen führen.
Prinzipiell werden jedoch die gegenwärtigen Entwicklungsrichtungen das Lebensmittelsortiment als Trendfortschrei-

bungen auch weiterhin prägen. Spektakuläre Veränderungen sind bis zum Jahre 2000 nicht zu erwarten. Das Bedürfnis nach Abwechslung, Neugier und verändertem Genuß wird vielmehr mit weitgehend traditionellen Grundbestandteilen und -quellen so gedeckt werden, daß neue Rezepturen, Verpackungen, Bezeichnungen und Gesundheitsansprüche einen Wandel vortäuschen können.
Bis zum Jahre 2000 wird das Produktionssortiment der Landwirtschaft relativ herkömmlich bleiben und sich nur geringfügig ändern. Die bessere Ausnutzung und höhere Veredelung der verfügbaren agrarischen Rohstoffe sowie die Entwicklung und Verbesserung des Gebrauchswertes von Lebensmitteln werden jedoch mit einer zunehmenden Qulatitätserhöhung bei den primären Rohstoffen einhergehen. Dies wird sich besonders augenfällig in der gentechnischen Erzielung optimaler Eigenschaften für die Verarbeitung pflanzlicher Rohwaren äußern (Verwertung des Stickstoffs der Luft, größere biologische Wertigkeit des Proteins, erhöhte Resistenz gegenüber Schädlingsbefall, neue und/oder intensivere Geschmacksstoffe, dünne und leicht entfernbare Samenschalen u. ä.). Zu den agrarischen Rohstoffen werden künftig mikrobielle Proteine, Fette und Polysaccharide treten; diese werden, vor allem in modifizierter Form, das Lebensmittelsortiment jedoch erst nach dem Jahre 2000 mitbestimmen.

2. Technisch-technologische Entwicklung

Prinzipiell heben sich international nach wie vor die Entwicklung und Einführung verlustarmer, energie- und wassersparender sowie umweltfreundlicher Technologien ab. Dies betrifft insbesondere die

- Gesamtstoffverwertung und die alternative Verwertung von Sekundärrohstoffen
- Verbesserung kalter Trenn- und Konzentrierverfahren sowie die Reduzierung der zur Haltbarmachung eingesetzten Wärmemengen
- Beschleunigung von Reifungs- und Konservierungsvorgängen
- Anwendung biotechnologischer Wirkprinzipien der Stoffwandlung einschließlich der in wasserarmen Systemen und der damit verbundenen Möglichkeit, über den Einsatz von Biokatalysatoren und die Fermentation zu neuen Produktformen zu gelangen
- Entwicklung einer on-line-Meßtechnik für Stoff- und Prozeßparameter (mikroelektronische und optoelektronische Sensoren)
- Automatisierung komplexer Produktionsprozesse für Nahrungsgüter mit modernen, freiprogrammierbaren Steuerungssystemen einschließlich der automatischen Bildanalyse und -auswertung.

Prof. Dr. B. Gaßmann
Zentralinstitut für Ernährung
der AdW der DDR
Bergholz-Rehbrücke
1505

Personalia

Wir gratulieren

75 Jahre

Prof. Dr. rer. nat. habil. Josef Herrmann
Berlin-Niederschönhausen, 05. 12. 1987

65 Jahre

Irmgard Räke
Potsdam, 22. 11. 1987

60 Jahre

Prof. Dr. agr. habil. Leonhard Hoffmann
Rostock, 6. 11. 1987

Dr. med. Anneliese Rahn
Berlin, 13. 11. 1987

Prof. Dr. Harry Reimann
Berlin, 17. 12. 1987

Das Deutsche Hygiene-Museum in der DDR feiert 1987 sein 75jähriges Gründungsjubiläum

Im März 1912 erschien die „Denkschrift zur Errichtung eines National-Hygiene-Museums zu Dresden" von Dr. med. h. c. Karl August Lingner.

Wörtlich heißt es in der Denkschrift: „... Bei dem geplanten Hygiene-Museum in Dresden wird der ursprüngliche Museumsgedanke wieder in den Vordergrund gestellt. Wir wollen nicht Kuriositäten zeigen, die lediglich für einzelne Spezialisten interessant, für die Allgemeinheit aber bedeutungslos sind, sondern wir wollen nur Dinge aufstellen, die sich dem unmittelbaren Verständnis des Besuchers nahebringen lassen und die eine Nutzanwendung ermöglichen ..."

„... Das Hygiene-Museum soll eine Stätte der Belehrung sein für die ganze Bevölkerung, in der jedermann sich durch Anschauung Kenntnisse erwerben kann, die ihn zu einer vernünftigen und gesundheitsfördernden Lebensführung befähigen ..."

„... Die öffentliche Gesundheitspflege, die dem Staate heute auch Millionen und Abermillionen kostet, wird, so segensreich sie auch wirkt, ein dachloser Bau bleiben, wenn sie nicht durch die Hygiene des Individuums gekrönt wird. Nur durch seine persönliche Hygiene, die jeder Mensch seinem Körper selbst angedeihen läßt, kann der einzelne auf die höchste Stufe körperlichen und geistigen Wohlbefindens kommen. Um dieses Ziel zu erreichen, muß der Mensch in der Kunst, den menschlichen Körper zu behandeln und zu schonen, unterwiesen werden ..."

„... Es wird die ganze Ernährung des Menschen in all' ihren Einzelheiten in einer ganz neuartigen Weise demonstriert werden. Der Beschauer soll hier noch wesentlich klarer, als dies bei der ersten Vorführung möglich war, über die komplizierten Vorgänge der Ernährung, über die Ausnutzung der Nahrung, ihr Schicksal im Körper, darüber, was eigentlich Ernährung bedeutet, wie unrationell viele Menschen ihre Kost wählen, wieviel ökonomischer bei gleichem oder besserem Ernährungseffekt gewirtschaftet werden kann, bis ins Kleinste spielend aufgeklärt werden. Es soll ihm gezeigt werden, welchen Einfluß die Zubereitung der Speisen, das Kochen usw. auf die Nährstoffe ausübt, alles mit dem Endzweck, das oft Planlose der jetzigen Ernährungsweise darzulegen und ihn in den Stand zu setzen, zu einem rationellen und dem Wohlbefinden zuträglicheren Verfahren überzugehen. Wenn es richtig ist, wie mehrere Forscher behaupten, daß der Mensch in der Regel dreimal soviel ißt, wie er eigentlich sollte und als für seine Gesundheit gut wäre, dann kann man ermessen, was schon diese eine Unterabteilung für Nutzen stiften kann ..."

Der Verfasser dieser Denkschrift und zugleich Begründer des Deutschen Hygiene-Museums, Karl August Lingner, wurde am 21. 12. 1861 als Sohn eines Kaufmannes in Magdeburg geboren. Trotz frühzeitiger Neigung zur Musik mußte er auf Grund der bescheidenen finanziellen Verhältnisse seiner Eltern den Kaufmannsberuf erlernen. Nach dem Besuch der höheren Gewerbeschule in Magdeburg absolvierte er eine Drogistenlehre und arbeitete als Kaufmann. Dabei arbeitete er sich bis zu einem selbständigen Unternehmer hoch. So enstand 1892 das „Dresdner Chemische Laboratorium Lingner", in dem ein neues, desinfizierendes Mundwasser mit der Bezeichnung „Odol" entwickelt wurde. Seine Gewinne legte Lingner im Gegensatz zu vielen anderen Unternehmern zum Teil darin an, um hygienische Erkenntnisse für alle Klassen und Schichten der Bevölkerung nutzbar zu machen. Autodidaktisch eignete er sich umfassende Kenntnisse auf hygienisch-medizinischen Gebieten an, auf deren Basis er letztlich die Denkschrift zur Errichtung und inhaltlichen Gestaltung des National-Hygiene-Museums in Dresden verfaßte. Dabei hatte er das gesamte Gebiet der Gesundheitspflege aus öffentlicher und individueller Sicht im Auge. Die von ihm begründete Methode der gesundheitlichen Aufklärung beruhte auf der für jedermann verständlichen Erklärung der hygienischen Regeln durch Veranschaulichung der anatomischen und physiologischen Grundlagen des menschlichen Körpers.

1913 wurde mit der Errichtung des National-Hygiene-Museums begonnen, 1916 verstarb Karl August Lingner an den Folgen von Strahlenkrebs, den er sich durch die damals noch nicht ausreichend beherrschte Dosierung zugezogen hatte. Seine Mitarbeiter führten das Hygiene-Museum weiter, das 1930 ein eigenes, monumentales Gebäude erhielt. 1945 wurde das Gebäude beim anglo-amerikanischen Luftangriff auf Dresden zerstört. Nach dem Wiederaufbau mit großzügiger Förderung der damaligen Sowjetischen Militäradministration und nach Gründung der Deutschen Demokratischen Republik wurde das Deutsche Hygiene-Museum zur zentralen Leiteinrichtung für gesundheitliche Volksbelehrung, in der Folge für Gesundheitserziehung und für die Produktion anatomisch-biologischer Unterrichtsmittel und verwirklicht damit die hygienischen Ziele seines Gründers auf einer neuen, höheren Ebene.

Prof. Dr. H.-A. Ketz
Arthur-Scheunert-Allee 116
Bergholz-Rehbrücke
1505

Buchbesprechungen

Hygiene-Richtlinien für Großküchen in der Gemeinschaftsverpflegung

Empfehlungen des Bundesverbandes Großküchen e. V., Fachausschuß Hygiene (BRD)
Behr's Verlag, D. Benecke, Averhoffstr. 10, Hamburg 76, 2000, 126 Seiten Loseblattsammlung in DINA A 5-Ringordner, Preis 49,— DM

Die in Form eines Ringbuches vorliegende Loseblattsammlung enthält wichtige Leitlinien, Grundsätze und Empfehlungen über die hygienischen Anforderungen an Bau, Ausstattungen und Betrieb von Küchen der Gemeinschaftsverpflegung. Sie sind vor allem auf die Gewährleistung hygienischer Mindesterfordernisse zur Verhütung alimentär bedingter Erkrankungen gerichtet.
Die Loseblattsammlung stellt für Leiter in Gemeinschaftsküchen ein gutes, übersichtliches und handhabbares Anleitungsmaterial dar, wendet sich aber an andere Verantwortliche, die auf dem Gebiet der Organisation und Leitung von Küchen, der Überwachung sowie der Qualifizierung der Beschäftigten tätig sind. Sie ist darüber hinaus geeignet, bei interressierten Projektanten, Bauausführenden und Geräteherstellern Verständnis für die sachbezogenen hygienischen Forderungen für Gemeinschaftsküchen zu wekken.
Die jeweiligen hygienischen Erfordernisse sind nach Schwerpunkten in folgende Kapitel mit nachstehenden Komplexen gegliedert:

1. Bauliche Anforderungen und Geräte mit den Unterthemen Raumhygiene (u. a. allgemeine Anforderungen, Raumgrößen und -zuordnung, Gestaltung von Wänden, Decken, Fußböden, Türen und Fenstern, Raumklima, Transportmittel, Automaten), Gerätehygiene (u. a. grundsätzliche Anforderungen, Anforderungen an Werkstoffe, Geräteausführung und -aufstellung, hygienische Konstruktionsmerkmale, spezielle Gerätegruppen).
2. Personalhygiene
   mit den Unterthemen: Allgemeine Anforderungen, Gesundheitszeugnis, Ausscheider von Keimen übertragbarer Krankheiten, Körperhygiene, Hygienekleidung, Inhalt und Durchführung halbjährlicher Schulungen des Küchenpersonals.
3. Speisenauswahl und -zubereitung
   Dieses Kapitel ist übersichtlich tabellarisch gestaltet mit Hinweisen zur Eingangs- und Lagerkontrolle der Rohstoffe sowie Anforderungen an Rohware, Frischezustand, Lagerung, Zubereitung, Speisenausgabe und Möglichkeiten der Verwendung überproduzierter Speisen, die dem geltenden Recht entnommen wurden.
4. Reinigung, Desinfektion und Schädlingsbekämpfung
   Nach der Begriffsbestimmung Reinigung und Desinfektion werden Hinweise zu Art und Umfang der erforderlichen Maßnahmen in Form einer tabellarischen Übersicht gegeben. Auf einen speziellen Reinigungs- und Hygieneplan für die jeweilige Küche wird orientiert. Fragen der Schädlingsbekämpfung werden insbesondere aus vorbeugender Sicht behandelt.
5. Mikrobiologische Untersuchungen
   Da lebensmittelmikrobiologische Untersuchungen in staatlichen oder zugelassenen Laboratorien durchgeführt werden, sind in diesem Kapitel lediglich Sinn, Zweckmäßigkeit und Bedeutung derartiger Untersuchungen als Hygienetest dargelegt. Grenzwerte o. ä. sind nicht enthalten.
6. Gesetze, Verordnungen, Richtlinien, Literaturhinweise
   Dieses Kapitel enthält auf wenigen Seiten die wichtigsten Hygieneschwerpunkte der in der BRD geltenden rechtlichen Bestimmungen, die für Gemeinschaftsküchen relevant sind, und führt die in einzelnen Bundesländern bestehenden speziellen Hygieneverordnungen auf, ohne jedoch die einzelnen Fundstellen zu nennen.

DLC Radtke

Nutrition Monitoring in the United States

A Progress Report from the Joint Nutrition Monitoring Evaluation Committee.
US Department of Health and Human Services. US Department of Agriculture.
DHHS — Veröffentlichung No. 86-1255
Public Health Service, Washington, 1986

Das „Nationale Ernährungsüberwachungssystem in den USA" ist eine nach Ansicht der Autoren international einmalige Informationsquelle der Ministerien für Landwirtschaft und für Gesundheitswesen. In abgestimmter Weise führt das letztere Untersuchungen über den Ernährungsstatus der Bevölkerung durch; das erstere erfaßt den Lebensmittelverbrauch. Diese Daten werden als unabdingbare Voraussetzung für die Entwicklung und Durchführung einer aufgeklärten nationalen Ernährungspolitik angesehen. Dieses Buch ist als eine Art Kompendium zu betrachten. Es beschreibt und bewertet die verschiedenen Ernährungsfaktoren in ihrer Bedeutung für Stoffwechsel und Gesundheit: Energie, Eiweiß, Fett, Fettsäuren und Cholesterol, Kohlenhydrate, insbesondere Stärke und Zukker („added sweeteners: Zucker, Honig, Zuckerrüben- und Maissirup), Ballaststoffe, Alkohol, die Vitamine A, B_1, Niacin, B_6, B_{12}, Folsäure und C sowie die Mineralstoffe Kalzium, Phosphor, Magnesium, Eisen, Natrium und Zink. Für jeden einzelnen Nährstoff werden angegeben: Physiologische und pathologische Daten, die Richtsätze, Mangelindikatoren, hauptsächliche Ergebnisse bezüglich der Versorgungssituation, individueller Verzehr, Haushaltsunterschiede, historische Trends, rassische Unterschiede (schwarz und weiß), sozialökonomische Unterschiede (arm und nicht arm). Behandelt werden die epidemiologischen Beziehungen zwischen Ernährung, Mortalität und Morbidität im Hinblick auf Fettsucht und Übergewicht, Diabetes, Herzkreislaufleiden, Krebs, Osteoporose, niedriges Geburtsgewicht, Wachstumsretardation und Zahnkaries.
Ausführlich wird die Methodik der Erhebungen mit ihren Grenzen und Möglichkeiten diskutiert. Die erfaßten Daten werden in einer Fülle von Grafiken und Tabellen ausführlich mitgeteilt. Folgende Ergebnisse stehen im Vordergrund: Die Lebensmittelversorgung in den USA ist sicher, angemessen und reichlich. Bei der Versorgung mit Eiweiß, den Vitaminen A, B_2, B_{12}, Niacin, B_1, Stärke und Phosphor bestehen keine Probleme. Klinisch bedeutsame Ernährungsmängel sind relativ selten. Das hauptsächliche, mit der Ernährung zusammenhängende Gesundheitsproblem ist die Überernährung mit Energie, Gesamtfett, gesättigtem Fett, Cholesterol, Natrium und Alkohol sowie ein zu niedriger Verzehr von Vitamin C, Kalzium, Eisen und Fluor.
28% der US-Bevölkerung von 25—74 Jahren, das sind 32 Mio, sind (z. T. stark) übergewichtig. Dadurch werden das Bluthochdruck- und das Diabetes-Risiko erhöht, besonders bei Erwachsenen unter 45 Jahren, stärker noch bei schwarzen Frauen und bei Armen. Die Eisenversorgung ist mangelhaft bei kleinen Kindern und bei Frauen im fertilen

Alter, auch hier sind Schwarze und Arme besonders betroffen. Auch die Vitamin-C-Versorgung ist besonders bei Armen und bei zigarettenrauchenden Männern mangelhaft. Der relativ niedrige Kalziumverzehr von Frauen wird mit Sorge betrachtet, und zwar als eine der Ursachen, die mit der großen Häufigkeit von Osteoporose bei Frauen nach den Wechseljahren zusammenhängen könnten. Es wird davon ausgegangen, daß die erfaßten Daten am vollzähligsten sind bezüglich Energie, Eiweiß, Eisen, der Vitamine A und C. Weniger befriedigend sind sie für die Vitamine B_1, B_2, Niacin, B_6, B_{12}, Kalzium und Phosphor. Am wenigsten befriedigen die Daten für Fett, Fettsäuren, Cholesterol, Kohlenhydrate (speziell Zucker), Ballaststoffe, Folsäure, Magnesium, Natrium und Zink. Auch für Alkohol und Fluor sind die Informationen beschränkt; hier wird eine Intensivierung der Forschung für notwendig gehalten.

Zur Verbesserung des Kontrollsystems werden folgende Empfehlungen gegeben: Die Daten sind stärker auf die Bedürfnisse der Nutzer, besonders in der Regierung, auszurichten, deren Bedürfnisse besser in Erfahrung zu bringen sind. Es sollten regelmäßige Auswertungskonferenzen durchgeführt werden. Die Daten sollten auf verschiedenen Veröffentlichungswegen besser und breiter verfügbar gemacht werden. Die Vergleichbarkeit nationaler Untersuchungen, die im Rahmen des Kontrollsystems durchgeführt werden, sollte verbessert werden. Die Veröffentlichung sollte schnell erfolgen. Empfohlen wird ferner die Fortsetzung der Untersuchungen, besonders hinsichtlich Hoch-Risiko-Gruppen und -Gegenden. Da bei der Bevölkerung mit niedrigem Einkommen Ernährungs- und Gesundheitszustand nicht befriedigen, sollte speziell die arme Bevölkerung stärker berücksichtigt werden (3% der Befragten hatten manchmal oder häufig in ihrem Haushalt nicht genug zu essen; das wären umgerechnet 6 Mio Amerikaner). Weitere Indikatoren bezüglich Lebensmittelverzehr und Ernährungszustand sollten im Hinblick auf den Nutzen bewertet werden, und zwar analog zu ökonomischen und Umwelt-Indikatoren, auch im Hinblick auf die Vorwegerkennung potentieller Ernährungsprobleme. Die Methodik sollte verbessert werden.

Nährstoffverzehr unterhalb der Richtsätze ist nicht notwendigerweise defizitär, da diese sehr hoch angesetzt sind. Ein Problem ist die Festsetzung von Grenzwerten: Mehr Leute liegen unterhalb der Grenzwerte der Richtsätze, viel weniger unterhalb der Grenzwerte für Gesundheitsparameter. Wegen der Variabilität im individuellen Energiebedarf sei es tatsächlich unmöglich, zuverlässige Standards für die Bewertung des Energieverzehrs zu entwickeln. Der Nährstoffverzehr besteht (auf Energie bezogen) zu 17% aus Eiweiß, zu 41% aus Fett und zu 43% aus Kohlenhydraten (empfohlen werden 55—61% Gesamtkohlenhydrate, davon 45—51% Stärke und nur 8—12% Zucker). Der tägliche Cholesterolverzehr liegt bei 385 mg bzw. 214 mg je 1000 kcal. Bei 21,8% der Erwachsenen zwischen 25 und 74 Jahren liegen die Serumcholesterolwerte im hohen Risikobereich, obwohl die Durchschnittswerte seit 1960 deutlich abgefallen sind. Der Butterverzehr ist in diesem Jahrhundert von 18 auf 4 lbs abgefallen, der von Margarine von 1 auf 11 lbs und der von Ölen von 2 auf 23 lbs angestiegen. Der Anteil an pflanzlichem Fett beträgt jetzt 42%, der von tierischem Fett 58%. Alkohol sei einer der schädlichsten Bestandteile in der amerikanischen Ernährung. Das Stillen wird hoch eingeschätzt. Sehr kritisch wird die Gewohnheit zahlloser Amerikaner (47% befragter Individuen) bewertet, sich mit Nährstoffsupplementen (Pillen, Waffeln, Lösungen usw. von Vitaminen, Mineralstoffen, Eiweiß, Kohlenhydraten, Fetten oder Kombinationen) vollzustopfen. Dieses merkwürdige Verhalten sei von potentieller Gesundheitsgefährdung.

Der Informationswert dieses Werkes ist hoch einzuschätzen. Es gibt auf dem Gebiet der ernährungsabhängigen Volksgesundheit eine umfassende Darstellung der Situation in den USA und untersetzt mit modernen Standpunkten und Trends. Die Aussagen sind cum grano salis verallgemeinerungsfähig.

H. H.

Fish

Five-language Dictionary of Fish, Crustaceans and Molluscs; Englisch — Deutsch — Französisch — Spanisch — Italienisch; von Willibald Kraus, 466 Seiten, DIN A 5, Hardcover, Preis 98,— DM Behr's . . . Verlag, Hamburg, 1986

Mit diesem Buch wird eine deutliche Bedarfslücke geschlossen, weil die Ausnutzung von Fischen und anderen Wassertieren für die menschliche Ernährung in letzter Zeit erheblich zugenommen hat. Das betrifft nicht nur eine mengenmäßige Zunahme, sondern vor allem auch Fang und Vermarktung vieler früher unbekannter oder nicht genutzter Spezies, die z. T. nur in bestimmten Regionen vorkommen und lediglich dort sprachlich erfaßt werden.

Über 2000 Begriffe von Wassertieren und ihren Verarbeitungserzeugnissen sind in dem Fachwörterbuch in den Sprachen Englisch, Deutsch, Französisch, Spanisch und Italienisch enthalten. Zusätzlich werden die systematischen lateinischen Bezeichnungen der Tiere aufgeführt, so daß eigentlich eine sechste Sprache vorhanden ist.

Im Hauptteil sind die Begriffe alphabetisch nach ihrem Vorkommen in englischer Sprache geordnet und fortlaufend numeriert. Jedem Begriff sind die Übersetzung in die anderen Sprachen und die lateinische Bezeichnung beigefügt. Um die Benutzung von jeder der berücksichtigten Sprachen aus zu ermöglichen, sind alphabetische Register für jede Sprache (auch in Latein) angefügt, deren jeweilige Numerierungen auf die Eintragung im Hauptteil verweisen.

Umfang und Art dieses Fachwörterbuches dürfte allen Ansprüchen in Forschung und Praxis genügen und jenen, die mit dem Fachgebiet Fisch zu tun haben, die gesuchten Spezialausdrücke in der gewünschten Sprache liefern.

Ch. Schneider

„Neuerscheinungen der WHO"

Environmental Health Criteria 64: Carbamate Pesticides: A General Introduction

Biologisch aktive Stoffe auf der Basis von Carbamidsäure-Derivaten haben als Pestizide (Insektizide, Fungizide, Herbizide) eine besondere Bedeutung erlangt. Der weltweite Einsatz dieser Stoffe birgt zwangsläufig die Gefahr einer Kontamination der Umwelt und einer Beeinflussung der Biosphäre einschließlich des Menschen in sich. Die von einem internationalen Expertengremium verfaßte Studie vermittelt einen Überblick über die vielfältigen Wechselwirkungen der Carbamate in der Umwelt. Angaben zum Abbau und zur Biotransformation, zum ökologischen Verhalten und zur Toxikologie stehen im Mittelpunkt der Betrachtungen. Hervorzuheben ist die konzentrierte Darstellung dieses relativ komplexen Stoffgebietes (Thiocarbamate sind allerdings nicht enthalten), die dem Leser über die

allgemeinen Darlegungen hinaus zahlreiche Einzelfakten (z. B. Angaben zu den Eigenschaften einzelner Wirkstoffe) vermittelt.
Mit den in 12 Punkten zusammengefaßten Schlußfolgerungen und Empfehlungen beinhaltet die Broschüre gleichzeitig eine Auswertung des zusammengetragenen Stoffes und gibt darüber hinaus Hinweise auf offene noch zu lösende Probleme.
Die Broschüre ist somit als Basismaterial zur Beurteilung rückstandstoxikologischer Fragen, die sich aus der Anwendung der Carbamat-Pestizide ergeben, besonders geeignet.

W. Schnaak

The Growth Chart. A Tool for Use in Child Health Care.

33 Seiten, 26 Abb., World Health Organization, Geneva 1986. Preis: 12,— sfrs; 7,20 U.S-Dollar

Für die Beurteilung des Ernährungs- und Gesundheitszustandes von Kindern in Entwicklungsländern sind unter Feldbedingungen einfache und praktikable Kriterien erforderlich.
Der Verlauf des altersgerechten Wachstums — insbesondere die kontinuierliche Zunahme der Körpermasse — kann unter Berücksichtigung aller Vorbehalte als ein relevantes Maß zur Beurteilung der normalen Entwicklung angesehen werden.
Die WHO-Broschüre ist eine Anleitung für Mitarbeiter des Gesundheitswesens (Gesundheitshelfer), die über keine speziellen Fachkenntnisse zur methodischen Erfassung und Beurteilung des kindlichen Wachstums sowie des Ernährungs- und Gesundheitszustandes bis zum 5. Lebensjahr verfügen.
Im ersten Teil der Schrift werden die normalen altersgerechten Veränderungen im Wachstum des Kindes, insbesondere die Körpermassenzunahme und deren methodische Erfassung beschrieben. Es wird ein Prototyp eines Nomogramms für die Erfassung und Beurteilung der altersabhängigen Körpermassenzunahme vorgestellt. Davon abgeleitet und entsprechend den Körpermaßen modifiziert werden Nomogramme für Indien, Indonesien, Kolumbien, Thailand und Brasilien abgebildet und beschrieben.
Im zweiten Teil der Broschüre erfolgt an Beispielen eine ausführliche Gebrauchsanleitung für die Nutzung der Nomogramme. Die Broschüre kann im Buchhaus Leipzig, Postfach 140, Leipzig, DDR-7010 bezogen werden.

D. Johnsen

Aus anderen Zeitschriften

Verringerung der Verluste als volkswirtschaftliche Aufgabe

Die Zusammenarbeit aller Glieder der Volkswirtschaft bei der Verringerung der Verluste an Lebensmitteln fordert O. Zerewitinow in der Moskauer Fachzeitschrift „Sowjethandel" (Heft 3/1986). Wichtige Beiträge zur Verringerung der Verluste sind bereits von den Betrieben der Lebensmittelindustrie und der Nahrungsgüterwirtschaft zu erwarten, die unter Berücksichtigung der Lagerfähigkeit der Erzeugnisse den Versand zu organisieren haben. Dabei ist zu beachten, welche Auswirkungen Veränderungen in der Rezeptur auf die Lagerfähigkeit für Lebensmittel haben. So ist z. B. Butter mit einem verringerten Fettgehalt bei einer niedrigeren Temperatur zu transportieren und zu lagern, als dies bei Butter mit erhöhtem Fettgehalt zweckmäßig war. Versuche zeigen, daß die im Fettgehalt verringerte sowjetische Butter optimal bei —10 °C bis —15 °C gelagert und transportiert werden kann.

Nach: Zerewitinow, O.: Sorgfältige Lagerung von Nahrungsmitteln. Sowjethandel (Heft 3/1986), S. 22 und 23.

Verringerung der Wanddicke von Dosen nach Stickstoffüllung

Der Einsatz dünnwandigerer Metalldosen ist möglich, ohne daß eine größere Deformationsgefahr besteht, wenn die abzufüllenden Erzeugnisse einen Tropfen flüssigen Stickstoff erhalten. Der durch einen Injektor eingegebene Stickstoff verdampft und gibt den Dosen den notwendigen Innendruck. Ein weiterer Vorteil der Injektionen besteht darin, daß der flüssige Stickstoff einen Teil des Luftsauerstoffs aus dem Kopfraum der Dose verdrängt. Dies vermindert die Gefahr oxydativer Qualitätsveränderungen.

Nach: Lebensmittel und Biotechnologie (Wien) 3 (1986) 2, S. 81

Untersuchungen über die Verluste bei der Gewinnung und Verarbeitung sowie beim Transport und bei der Lagerung von Lebensmitteln

Zur Ermittlung von Rationalisierungsreserven bei der Gewinnung und Verarbeitung sowie beim Transport und bei der Lagerung von Lebensmitteln werden gegenwärtig in der Volksrepublik Polen Untersuchungen über die Ursachen der Verluste in den verschiedenen Verarbeitungsstufen durchgeführt. Nachdem erste Untersuchungen in einem Betrieb der Fleischwirtschaft, in zehn Getreidelägern sowie in zwei Mühlenbetrieben durchgeführt worden sind, besteht nunmehr die Absicht, die Untersuchungen in acht bis zehn Betrieben jedes Zweiges der Land- und Nahrungsgüterwirtschaft sowie der Lebensmittelindustrie fortzusetzen.
Bei den Untersuchungen, die vom Institut für Lagerwirtschaft der Volksrepublik Polen in Poznań durchgeführt werden, werden sowohl die Nährstoffverluste als auch die Masseverluste und die Schäden durch Verunreinigungen berücksichtigt.
Schwerpunkte der Untersuchungen sind die wertmäßige Höhe der Verluste, die Entstehungsorte sowie die Art und die Ursachen der Schäden.
Bei den Untersuchungen über die Verluste bei der Verarbeitung werden alle technologischen Prozesse sowie die Prozesse der Lagerung und des Transports berücksichtigt.
Bisher wurden als Gesamtverluste ermittelt: 2,9% der verarbeiteten Rohstoffe in der Fleischwirtschaft, 1,3% der verarbeiteten Getreidemenge in Mühlen, 2,5% der angelieferten Masse der Ölfrüchte bei der Ölgewinnung und 2% der gewonnenen Rohöle.
Allein durch die verspätete Verarbeitung der Zuckerrüben ist mit Verlusten in der Größenordnung von 3,6 bis 4% zu rechnen. Die maximalen Verluste erreichen bis zu 8% bei der Produktion von Zucker.
Der Hauptteil der Verluste entsteht gegenwärtig in der ersten Stufe der Verarbeitung.
Wenn bei Lebendvieh relativ große Verluste auftreten und die Masseverluste bei Schweinen in der Fleischwirtschaft zwischen 1,52 und 6,26% im Vergleich zur Masse beim Aufkauf erreichen, so sind diese vor allem auf das verspätete Schlachten des Viehs zurückzuführen.

Nach: Tueczyn, J.: Verluste während der Lagerung und beim Transport im Fleischbetrieb und im Getreide-Mühlenbetrieb. Problemy magazynowania i transportu (Poznań), Heft 2/1985, S. 52 bis 57.

G. Grundke

Zunehmende Anwendung von Strichcodes zur Produktidentifikation

Bisher befassen sich Organisationen aus 32 Ländern, die ihren Beitritt zur internationalen Gesellschaft für Europäische Artikel-Numerierung erklärt haben, mit der Einführung der Strichcodes zur Produktidentifikation, wie aus dem Jahresbericht 1986 der Gesellschaft hervorgeht. Die Strichcodes haben sich in der letzten Zeit bei der Produktidentifikation in Lager- und Verkaufsräumen bewährt. Die Scannerkassen von Warenhäusern und Kaufhallen haben sich dabei zu Datensammelstellen für die Kommunikationsbeziehungen im Warenverkehr entwickelt. Nach diesem Bericht ist allein im Jahre 1986 die Anzahl der mit Scannerkassen ausgestatteten Verkaufseinrichtungen um 50% gewachsen. Der jüngsten Statistik zufolge sind fast 15000 Verkaufseinrichtungen mit diesen Kassen, die EAN-Strichcodes lesen, ausgestattet worden. Die größten Fortschritte hat dabei der japanische Handel erreicht. In Japan sind allein 7930 Verkaufseinrichtungen mit den Scannerkassen ausgestattet worden.

Erhebliche Fortschritte wurden auch bei der Kennzeichnung der Erzeugnisse mit dem EAN-Code erreicht. Neben Lebensmitteln sind heute auch viele andere Erzeugnisse bereits mit dem Strichcode gekennzeichnet, darunter Kosmetika, Pharmazeutika, Bekleidungserzeugnisse und Bücher.

Die internationale Gesellschaft für Europäische Artikel-Numerierung entwickelt gegenwärtig nicht nur Standards für die Codierung, sondern auch Grundlagen für den Austausch von Verkaufsdaten. Die Gesellschaft bemüht sich ferner um die Entwicklung des Erfahrungsaustausches und um die Koordinierung der nationalen Aktivitäten. Der Nutzen der Artikel-Numerierung wurde dabei auch durch logistische Untersuchungen belegt. Die Gesellschaft blickt 1987 auf ein 10jähriges Wirken zurück und rechnet mit der baldigen Einführung des Strichcodes in 36 Ländern.

nach: Jahresbericht 1986 der Internationalen Gesellschaft für Europäische Artikel-Numerierung, 1986, erschienen in Brüssel 1987, sowie Lebensmittelzeitung (Frankfurt/M. vom 19. Juni 1987, S. 2.)

G. Grundke

Zur Toxikologie von Kaffee und Coffein

Experimentelle und epidemiologische Untersuchungen haben im letzten Jahrzehnt die toxikologische Unbedenklichkeit des normalen Kaffeegenusses teilweise in Zweifel gestellt, wobei nicht näher definiert ist, was man unter „normal" zu verstehen hat. Auf Grund einer kritischen Analyse von 130 wissenschaftlichen Arbeiten aus der internationalen Fachliteratur, welche vorwiegend tierexperimentell angelegt waren, wird die Schlußfolgerung gezogen, daß die akute und die chronische Toxizität des Röstkaffees und des Coffeins als seines wichtigsten Inhaltsstoffes als relativ gering anzusehen sind, mit Ausnahme der suizidalen und akzidentellen Vergiftungen durch coffeinhaltige Tabletten, die z. B. in den USA in großem Umfang als Stimulantien, Appetitzügler oder Diuretika verwendet werden. Nach dem Ergebnis von Tierversuchen ist die für den Menschen tödliche Dosis auf etwa 1 kg Röstkaffee oder 100 Tassen Kaffeegetränk abzuschätzen. Tödliche Vergiftungen durch Kaffee sind bisher nicht beschrieben worden. Die bei oraler Applikation von Coffein für den Menschen tödliche Dosis dürfte zwischen 5 und 10 g liegen.

Parallelen zwischen erhöhtem Kaffeekonsum und Anstieg der allgemeinen Morbidität und Mortalität seien in der Regel auf die Assoziation zwischen Coffeingenuß und Zigarettenrauchen zurückzuführen. Unter Berücksichtigung der Tatsache, daß die bei tierexperimentellen Studien angewendeten hohen Dosen an Kaffee bzw. Coffein mit dem menschlichen Kaffeeverbrauch weder von der Dosis noch von der Zufuhrart her vergleichbar sind, sei die embryotoxische, teratogene und mutagene Wirkung des Kaffees zu verneinen. Desgleichen haben weder Kaffee noch Coffein im Tierexperiment eine karzinogene Wirkung gezeigt, was den Erwartungen entspricht, denn Kaffee enthält weder Nitrosamine noch Aflatoxine, und sein Gehalt an polyzyklischen Aromaten vom Typ des Benzpyrens ist so gering, daß der Kaffeegenuß nur mit einem Tausendstel zu der Gesamtaufnahme von Benzpyren mit der Nahrung beiträgt. Auch die Begünstigung der Entstehung koronarer Herzerkrankungen durch Kaffee sei lediglich ein aus epidemiologischen Untersuchungen gespeister Verdacht, und auch in diesem Falle seien die für die Kausalität einer Korrelation notwendigen Kriterien nicht erfüllt. Allerdings wurde eine positive Korrelation zwischen Kaffeekonsum und Anhebung der Serum-Cholesterolwerte nachgewiesen, so daß empfohlen wird, die Liste der bekannten Kontraindikationen des Kaffeegenusses (Ulcus ventriculi und Ulcus duodeni, kardinale Rhythmusstörungen, Hyperthyreose) durch eine auf Kaffee-Entzug reagierende Hypercholesterinämie zu erweitern.

(Quelle: Strubelt, O.: Die Toxizität von Kaffee und Coffein, Dtsch. Med. Wochenschr. 112 (1987), S. 852—858)

V. Klimpel

Immobilisierung von Amyloglucosidase (Glucoamylase) an Polystyrol

P. N. Nehete, R. M. Kothari und V. Shankar berichten über die Trägerfixierung einer aus Aspergillus awamori stammenden Amyloglucosidase (Exo-1,4-α-D-glucosidase, EC 3.2.1.3.) an einem vernetzten, schwach basischen, makroporösen Polystyrol-Anionenaustauscher „Indion 48-R", der durch wechselndes Waschen mit verdünntem Alkali und Säure zunächst regeneriert und dann mit 2%igem Glutaraldehyd in 0,025 M Hydrogencarbonatpuffer (pH 9,5) bei 4 °C unter mildem Rühren aktiviert worden war. Das partiell gereinigte Enzympräparat wurde in 0,05 M Phosphatpuffer bei pH 7,0 und 4 °C mit dem Anionenaustauscherharz unter schwachem Rühren inkubiert. Das so fixierte Enzym wies im Vergleich zum freien Enzym noch 60 bis 70% der Aktivität auf. Der glucoamylolytische Abbau von mit α-Amylase verflüssigter Tapiokastärke (DE 15 bis 18%) ließ sich bei hoher Substratkonzentration (32 Masse-%) in 24 Std. bei 50 °C und pH 4,5 durchführen, wobei ein DX-Wert (= auf Trockensubstanz bezogener prozentualer Glucosegehalt) von 96 bis 98% erreicht wurde. Unter gleichen Bedingungen wurde mit dem löslichen Enzym nur ein DX-Wert von 90 bis 92% erreicht, und lediglich bei Ausdehnung der Abbaudauer auf 40 bis 50 Std. konnte ein DX-Wert von 96 bis 98% erzielt werden.

Obgleich die Immobilisierung das Temperaturoptimum des Enzyms von ursprünglich 65 °C auf 50 bis 60 °C senkte, erhöhte sie dessen Thermostabilität. Das pH-Optimum und die pH-Stabilität des Enzyms waren nach der Immobilisierung unverändert. Beim diskontinuierlichen Chargeneinsatz des immobilisierten Enzympräparates wurde eine Halbwertszeit von 32 Tagen bei 50 °C und von 12 Tagen bei 60 °C erreicht. Die ökonomischen Perspektiven des trägerfixierten Enzyms werden von den Autoren diskutiert und als günstig eingeschätzt.

Quelle: Food Biotechnol. 1 (1987) Nr. 1, S. 107—116.

S. Augustat

Medizin aktuell: Aus dem IWIM Berlin

Unter dieser Rubrik wird die Redaktion künftig aus dem Institut für Wissenschaftsinformation in der Medizin (DDR-1136 Berlin, Rhinstr. 107) ausgewählte Informationen für leitende Kader des Gesundheitswesens (IWIM-ILK) publizieren.
Wir machen darauf aufmerksam, daß es sich dabei vorwiegend um analytisch-synthetische Informationen handelt; bei Zitierungen ist daher immer auf die angegebenen Originalquellen zurückzugreifen.

IWIM-ILK Nr. 111/1987:

Insultprophylaxe durch höhere Kaliumzufuhr mit der Nahrung.
Hypertonie ist der wichtigste bekannte Risikofaktor für den Schlaganfall. Klinische Beobachtungen, experimentelle Befunde und epidemiologische Daten zeigen, daß die Kaliumaufnahme reziprok mit dem Blutdruck korreliert. Relativ hohe Kaliumzufuhr schützte hypertensive Ratten vor Tod durch apoplektischen Insult, obwohl der Blutdruck nicht beeinflußt wurde. Eine Forschungsgruppe der University of California hatte in 1972 begonnenen Untersuchungen über Risikofaktoren für Herz-Kreislauf-Krankheiten (HKK) — durchgeführt an 82% aller Erwachsenen des Gebietes Rancho Bernardo, Kalifornien — eine inverse Korrelation zwischen der 24-Stunden-Kaliumaufnahme und dem Blutdruck festgestellt und damit Ergebnisse zweier weiterer Studien bestätigt. An 30% dieser Population wurde die Studie weitergeführt (Personen mit nachgewiesener Hyperlipidämie). Nach einem 12jährigen Untersuchungszeitraum ist jetzt der Einfluß des Kaliumgehalts der Nahrung auf die Insulthäufigkeit analysiert worden (356 Männer, 503 Frauen). Umfangreiche Erhebungen, Messungen und Berechnungen bezogen vor allem die Nahrungsaufnahme in 24 Stunden (Fragebogenmethode) und Ermittlung der Nahrungsbestandteile, die angegebene Todesursache und die Anamnese (Insulte) ein. Zwischen der Kaliumaufnahme mit der Nahrung (hauptsächlich Gemüse und Früchte) und apoplektischem Insult konnte eine inverse Korrelation nachgewiesen werden (absolute Werte: 24 Schlaganfälle, davon 13 als Todesursache ermittelt, 17 bis 154 mmol Kalium, 64 mmol im Mittel). Da auch zwischen Blutdruck und Magnesium, Calcium sowie Faserstoffen der Nahrung ein inverser Zusammenhang besteht, wurde geprüft, ob der dem Kalium zugeschriebene Effekt vielleicht auf die genannten anderen Nahrungsfaktoren zurückgeführt werden muß. Die mehrdimensionale Regressionsanalyse — deren Problematik bei streng korrelierten Variablen den Autoren bekannt ist — ergab, daß die Kaliumaufnahme die einzige signifikante prognostische Größe für die Schlaganfallhäufigkeit ist. Man fand ferner, daß eine relativ geringe Aufnahme an Faserstoffen ein prognostisches Kriterium für die durch ischämische Herzkrankheit verursachte Mortalität in dieser Bevölkerungsgruppe war, die Kaliumaufnahme — wenn auf Faserstoffe bezogen — dagegen nicht. Der aufgedeckte Zusammenhang zwischen Kaliumaufnahme und Schlaganfall blieb nach Ausschluß von Personen, die antihypertensive Behandlung erhielten (und möglicherweise bewußt mehr Kalium zuführten), signifikant. Ähnliches gilt für die wegen Hyperlipidämie behandelten Personen. Daß ein so klarer Zusammenhang zwischen Nahrungskalium und 12-Jahres-Insultmorbidität und -mortalität gefunden wurde — trotz einiger nicht vermeidbarer methodischer Ungenauigkeiten, die nicht erwarten ließen, feinere Beziehungen aufzudecken —, zeigt, daß die Beziehung zwischen beiden Variablen real ist. Die Ungenauigkeiten betreffen: 24-Stunden-Nahrungsaufnahme zur Beurteilung der gewöhnlichen Nahrungsaufnahme inadäquat; geringe Anzahl von Todesfällen; keine Spezifizierung der Insultart u. ä. m. Der protektive Effekt des Kaliums ist größer, als aus der Relation zwischen Kaliumaufnahme und Blutdruck zu erwarten wäre (Zunahme der Kaliumzufuhr um 10 mmol pro 24 Stunden verbunden mit nur 1 mm Hg Blutdrucksenkung, aber mit 40%iger Senkung des Insultrisikos). Der Insultschutz wird wahrscheinlich nicht über den Effekt auf den Blutdruck vermittelt. Obwohl die gefundenen Werte weiterer Bestätigung bedürfen, ist nach Barett-Connor und Mitarbeitern eine höhere Zufuhr kaliumreicher Nahrung zu empfehlen, zumal diese — nach der Literatur zu urteilen — nicht nur für die Prävention von HKK, speziell des Insults, Bedeutung hat, sondern auch für die Krebsprophylaxe.

(vgl. auch IWIM-ILK Nr. 112/1987)
Quelle: New Engl. J. Med. (Boston) 316 (1987) 5, S. 235—240

IWIM-ILK Nr. 112/1987:

Adäquate Versorgung mit Spurenelementen verhütet im Tierexperiment Angio- und Kardiomyopathien sowie andere pathologische Symptome.
Defizite an Spurenelementen wie Kupfer, Zink, Chrom u. a. führen zu einer Reihe ernsthafter Krankheiten bzw. fördern sie. Eine bedarfsgerechte Versorgung mit Kupfer und Zink über die Nahrung (der Bedarf steigt unter bestimmten Bedingungen) verhindert Angio- und Kardiomyopathien. Das ergaben über 12 Jahre durchgeführte Untersuchungen des Institute of Environmental Health, University of Cincinnati Medical Center, USA. Durch Autopsiestudien gelangte der klinische Pathologe K. Stemmer aus dieser Einrichtung zu der Aussage, daß die Kardiomyopathien beim Menschen — meist unerkannt — zunehmen [1]. In Tierversuchen hatte man schon früher nachgewiesen, daß durch Kupfermangel die Koronarkrankheit induziert werden kann. Nach Angaben von L. Klevay entwickeln Tiere bei Kupfermangelernährung Anämie, Defekte im Bindegewebe, in Arterien und Knochen, Infertilität, Arrhythmien, Herzanfälle, hohe Cholesterolwerte und erhöhte Blutzuckerspiegel. Alle Effekte, die in Verbindung mit der Koronarkrankheit vordem auf Fett zurückgeführt worden waren, ließen sich allein durch den Kupfermangel erklären. 13 von 15 Versuchstieren verstarben in einer dieser Untersuchungen bereits in der 5. Versuchswoche aufgrund von Herzmuskel- und Aneurysmenrupturen [2]. Die Arbeiten von Stemmer belegen, daß die Mangelkrankheitssymptome nicht nur durch Spurenelemente, sondern auch durch Arzneimittel und Umweltschadstoffe ausgelöst werden können, wenn diese dem Organismus Kupfer und Zink durch Chelatbildung entziehen (z. B. EDTA, das zur Bleiausschwemmung dient) oder die Verfügbarkeit dieser Spurenelemente beeinträchtigen. Disulfiram zum Beispiel, das zur Behandlung von Alkoholikern eingesetzt wird, ruft bei Versuchstieren, denen genügend Zink über die Nahrung zugeführt wird, eine schwere Angiopathie hervor. Das Chemotherapeutikum Doxorubicin, das mit Kupferionen Chelate bildet, verursachte bei Versuchstieren, die eine balancierte Diät erhielten, eine Kardiomyopathie. Angio- und Myopathie wurde durch das Tuberkulostatikum Isonicotinsäurehydrazil ausgelöst. Auch die Schwermetalle Cadmium und Blei, die die Aktivität des Zinks und in geringerem Maße auch die des Kupfers kompetitiv hemmen, verursachen eine Kardiomyopathie. Man untersucht nun den Effekt des Eisens, das eine protektive Rolle für das Myokard zu spielen scheint [1].
Nach Angaben des Forschungszentrums für menschliche Ernährung, Grand Forks, USA, ist eine tägliche Kupferzu-

fuhr von 2 bis 3 mg ausreichend. Unter Berücksichtigung verschiedener Einflüsse auf Resorption und Verfügbarkeit erscheint diese Menge jedoch zu gering. Fruktose beispielsweise hemmt die Kupferresorption aus dem Darm, und parallel steigen die Cholesterolwerte. Andere Stoffe, wie z. B. Calcium, Aspirin und Carbonate, verbessern die Kupferaufnahme. Für Zink liegen die Empfehlungen bei täglich 15 mg, die mit der durchschnittlichen täglichen Kost von Amerikanern nicht erreicht werden. Selbst in „gut balancierten Krankenhausdiäten" variierten die Zinkmengen zwischen 4,6 und 19 mg, wahrscheinlich in Abhängigkeit von tierischen Proteinen (Fisch, Fleisch, Käse, Milch), der Hauptquelle für Zink. Proteine sind auch für die Resorption erforderlich. Deshalb droht Zinkmangel vor allem bei Abmagerungskuren ohne hinreichende Proteinmengen. Für das Chrom, das eine Rolle bei der Glucosetoleranz (Insulin-Insulinrezeptor-Interaktionen) und auch — als Komponente eines spezifischen Proteins — im Nukleinsäurestoffwechsel spielt, dürften ähnliche Versorgungsprobleme bestehen.

(vgl. auch IWIM-ILK Nr. 111/1987)

Quellen: [1] Sci. News (Washington) 130 (1986) 13, S. 201
[2] Sci. News (Washington) 127 (1985) 22, S. 357—359

IWIM-ILK Nr. 161/1987:

Thyreotoxikose durch den Verzehr von Rindfleisch.

Zwischen April 1984 und August 1985 kam es in den USA, besonders im Südwesten von Minnesota, South Dakota und Iowa, zur epidemieartigen Ausbreitung von Thyreotoxicosis factitia, einer Krankheit, deren Inzidenz normalerweise weniger als 12 pro 10000 Personen pro Jahr beträgt. 121 Fälle wurden durch verschiedene Kliniken, Ärzte und Laboratorien identifiziert. Thyreotoxicosis factitia, verursacht durch die Zufuhr von Schilddrüsenhormonen, verläuft meistens ohne gravierende Symptome. Daher wurden in die referierte Untersuchung auch Patienten aufgenommen, bei denen das Gesamtthyroxin bzw. das freie T_4 oder T_3 um mehr als 25% erhöht war und die mindestens zwei Symptome wie Schlaflosigkeit, Kopfschmerz, Herzklopfen, Kurzatmigkeit, Hitzeunverträglichkeit oder Gewichtsverlust aufwiesen. Patienten mit Basedow-Krankheit oder mit einer vorangegangenen Thyroidhormontherapie wurden ausgeschlossen. Die Analysen von T_4, freiem T_4 und T_3 erfolgten mittels Radioimmunoassay. Umfassende Untersuchungen und Befragungen von Patienten zu ihren Lebensgewohnheiten ergaben einen Zusammenhang zwischen der Schilddrüsenerkrankung und dem Verzehr von Hühner- bzw. Rindfleisch. Bei einer weiteren Umfrage konnte die Herkunft der Fleischprodukte genau ermittelt werden. 73% der Patienten hatten Rinderhackfleisch gegessen, das demselben Schlachthaus entstammte. Die höchste Erkrankungsdichte von Thyreotoxikose trat in der näheren Umgebung des betreffenden Hackfleischherstellers auf. Die Überprüfung der Schlachtmethoden dieses Schlachthauses ergab, daß beim Schlachten von Rindern und Schweinen ein Kehlkopfschnitt durchgeführt wurde, um auch die Muskulatur im Kehlkopfbereich verwerten zu können. Dabei ist jedoch die allergrößte Sorgfalt notwendig, da ansonsten größere Mengen Schilddrüsengewebe in die Fleischwaren gelangen können und durch die exogene Zufuhr von Schilddrüsenhormon eine Schilddrüsenüberfunktion auftritt. Versuche mit Freiwilligen, die derartiges Fleisch verzehrten, unterstützten diese Untersuchungen. Es kam bei den Probanden zu einem sofortigen Ansteigen der Thyroidhormonkonzentration im Serum. In Fleischproben, die aus dem Schlachthof, den betroffenen Haushalten und Großmärkten zurückgezogen worden waren, lag der Jodgehalt bei 87,4 ± 31,7 µg/g (Vergleichsproben enthielten 17,1 ± 4,5 µg/g).

Die vorliegenden Untersuchungen haben das U. S. Department of Agriculture veranlaßt, in allen ihm unterstellten Schlachthäusern die Anwendung des Kehlkopfschnittes zu untersagen. Ein dauerhaftes Verbot der Verwendung von Muskelgewebe der Kehlkopfpartien von Rindern und Schweinen bei der Herstellung von Lebensmitteln wird erwogen.

Quelle: New Engl. J. Med. (Boston) 316 (1987) 16, S. 393 bis 998

IWIM-ILK Nr. 154/1987:

Einflußnahme des Allgemeinpraktikers auf die Lebensweise seiner Patienten in Großbritannien.

Die Mehrzahl der Allgemeinpraktiker betrachtet die Propagierung einer gesundheitsfördernden Lebensweise als wichtig, wobei die Bevölkerung den „Doktor" für die beste und zuverlässigste Informationsquelle hält. In verschiedenen Untersuchungen wurde gezeigt, daß der Rat des Arztes an Patienten, mit dem Rauchen aufzuhören, eine zwar geringe, aber dennoch spürbare Reduzierung des Zigarettenkonsums zur Folge hatte. Man schlußfolgerte daraus, daß Hinweise des Arztes zu anderen Aspekten einer gesunden Lebensführung zu ähnlichen Verhaltensänderungen beim Patienten führen könnten. Mit einer umfangreichen Studie des britischen Medical Research Council sollte untersucht werden, inwieweit der Allgemeinpraktiker bereits auf Fragen der Gesundheitserziehung eingeht und inwieweit eine solche Aktivität von Patienten überhaupt akzeptiert wird. An besagter Studie waren 47 Gruppenpraxen in England und Schottland beteiligt, die für die Verteilung eines Fragebogens an ihre Patienten sorgten. Zur Auswertung gelangten 25495 von Männern und 36657 von Frauen ausgefüllte Fragebögen mit Informationen über Alkoholkonsum, Rauchen, körperliches Training, Ernährung und Körpergewicht. Darüber hinaus waren die Patienten aufgerufen, ihre Meinung zu folgenden Fragen kundzutun:

1. Sollte sich der Arzt für den Lebensstil seines Patienten interessieren?
2. Können Sie sich erinnern, von ihm praktikable Hinweise zu gesundheitsförderndem Verhalten erhalten zu haben?
3. Haben Sie momentan mit einem derartigen Problem (Gewicht, Rauchen, Trinken, Fitness) zu kämpfen?

Der Anteil derjenigen, die einschätzten, ein Problem dieser Art zu haben, bewegte sich zwischen 1% (Frauen und Trinken) und 34% (Männer und Gewicht). Zwischen 49% und 67% der Patienten waren der Ansicht, daß der Allgemeinpraktiker sich durchaus für die Lebensweise seiner Patienten interessieren sollte. Zwischen 2% (Frauen und Trinken) und 24% (Frauen und Gewicht) der Befragten erinnerten sich, wichtige Informationen von ihrem behandelnden Arzt erhalten zu haben. Mehr Aufmerksamkeit als jedem der anderen erfragten Aspekte zur Lebensführung wurde bei der Erteilung von Ratschlägen dem Körpergewicht geschenkt. Am wenigsten erhielten die 17- bis 19jährigen (jüngste befragte Gruppe) ärztlichen Rat, während die ärztliche Zuwendung am stärksten bei den 60- bis 69jährigen (älteste befragte Patienten) zu spüren war.

Ratschläge zur Abgewöhnung des Rauchens bekamen 40% (4055) der weiblichen und 39% (2941) der männlichen Raucher. Aber nur 10% (96) der 989 weiblichen und 17% (331) der 1948 männlichen Alkoholiker hatte man zu ihrem speziellen Problem beraten. Obwohl man sich bei den Trinkern insgesamt vergleichsweise mehr mit den starken Trin-

kern beschäftigte, ist dennoch nur ein geringer Teil von ihnen angesprochen worden.
Die Studie verdeutlichte, daß Patienten Ratschläge zur gesunden Lebensführung nicht schlechthin nur akzeptieren, sondern diese bis zu einem gewissen Grad direkt von ihrem Arzt erwarten.

Quelle: Br. Med. J. (London) 294 (1987) 6577, S. 940—942

Neue internationale Fachzeitschrift: Food Biotechnology

Der rasch wachsenden Bedeutung der Biotechnologie für die Herstellung und Verarbeitung von Lebensmitteln sowie für die Entwicklung neuer Produkte trägt die Gründung einer neuen Fachzeitschrift mit dem Namen „Food Biotechnology" Rechnung. Die englischsprachige Zeitschrift erscheint im Verlag Marcel Dekker, New York und Basel, und wird von Dietrich Knorr herausgegeben (Biotechnology Group, Department of Food Science, University of Delaware, Alison Hall, Newark, DE 19716, U.S.A.). Dem international zusammengesetzten Editorial Board gehört auch Prof. Dr. Heinz Ruttloff, Leiter des Bereiches Biologie und Biochemie der Lebensmittel am Zentralinstitut für Ernährung Potsdam-Rehbrücke an. Prof. Ruttloff ist bereit, Anfragen über Publikationsmöglichkeiten in dem neuen Journal zu beantworten. Die vierteljährlich erscheinende Zeitschrift wird nach dem kosten- und zeitsparenden Verfahren der fotomechanischen Wiedergabe der Originalmanuskripte hergestellt, so daß an deren äußere Qualität erhöhte Anforderungen zu stellen sind.
Wie aus den einleitenden Ausführungen des Herausgebers hervorgeht, wird die Zeitschrift Arbeiten biotechnologischen Inhalts im breitesten Sinne des Begriffes publizieren, d. h., sie wird im wesentlichen die Nutzung der spezifischen Fähigkeiten biologischer Systeme behandeln, darunter Mikroorganismen, pflanzliche Zell- und Gewebekulturen u. ä. Außer Originalbeiträgen werden auch Übersichtsarbeiten, technisch orientierte Publikationen, Mitteilungen über Institutsprofile, Buchrezensionen, Briefe an den Herausgeber sowie Kurzberichte über Trends auf dem Gebiet der Lebensmittel-Biotechnologie veröffentlicht. Das Themenspektrum umfaßt Rohstoffe, Lebensmittelbestandteile, Produktions- und Verarbeitungshilfsmittel sowie Lebensmittel und deren Abprodukte. Die Zeitschrift wird sich insbesondere Fragen der Produktion, Modifizierung, Konservierung, Verarbeitung, Identifizierung und Qualitätsbewertung der genannten Stoffe widmen.
Die neue Zeitschrift, deren Heft 1/1987 u. a. 5 Originalbeiträge enthält, wird für das rechnergestützte Informationssystem „Nahrung und Ernährung des Menschen" des Zentralinstituts für Ernährung in bezug auf Arbeiten ausgewertet, die sich den komplexen Gebieten „Lebensmittelwissenschaft" oder „Ernährung" zuordnen lassen.

S. Augustat

Tagungsbericht

4. Sitzung des Codex-Ausschusses für Pflanzenproteine

(Codex Alimentarius Commission, FAO/WHO Food Standards Programme) 2.—6. Februar 1987 in Havanna, Kuba

An der Sitzung nahmen rund 70 Delegierte aus 30 Ländern teil. Außerdem waren Beobachter aus dem Gastgeberland, Mexiko und der DDR anwesend.
Der Ausschuß wurde 1980 zur Erarbeitung international gültiger Empfehlungen für den Einsatz von Pflanzenproteinen in Lebensmitteln gegründet. Auf der Tagesordnung standen seitdem entsprechende Festlegungen (Proteinanreicherung von Lebensmitteln, Substitution tierischer Proteine durch pflanzliche, Zusatz funktioneller Proteine, Kennzeichnung, Probenentnahme, Analysenmethoden, Qualitätsanforderungen an spezielle Proteinprodukte).
Die Rangfolge der Standarderarbeitung entspricht der Bedeutung der Proteinprodukte im Welthandel (Sojaproteinprodukte und Gluten haben vorerst Priorität).
In seiner Begrüßungsrede würdigte der Minister der kubanischen Lebensmittelindustrie, Alejandro Roca Iglesias, besonders die Entscheidung Kanadas, diese Sitzung erstmalig in einem Entwicklungsland durchzuführen. Er empfahl, daß auch künftig Entwicklungsländer in der Codex-Commission verstärkt mitarbeiten, insbesondere solche, deren Proteinversorgung qualitativ und quantitativ nicht ausreicht. In Kuba erfolge die Herstellung von Sojamilch im kleintechnischen Maßstab insbesondere für Kinder mit Lactoseintoleranz bedarfsdeckend. Rohrzuckermelasse sei dort eine wesentliche Rohstoffreserve für die Erzeugung von Einzellerprotein (SCP), dessen Einsatz für die menschliche Ernährung weiterhin erforscht werde. Die geringe Säuglingssterblichkeit (13,6 pro 1000 Lebendgeburten) zeige, daß Kuba in der Säuglingsfürsorge mit Ländern höherer wirtschaftlicher Entwicklung vergleichbar sei.
Folgende Berichte lagen zur Diskussion vor:
- Pflanzenproteinerzeugung und -verwendung für die Humanernährung (vorbereitet durch W. J. Wolf, USA)
- Methoden zur Ermittlung der Proteinqualität (vorbereitet durch G. Sawar und E. Bodwell, Kanada, unterstützt durch Niederlande und USA)
- Fortschritte bei der Entwicklung quantitativer Methoden zur Differenzierung pflanzlicher und tierischer Proteine (vorbereitet durch H. L. Elenbass, W. Haasnoot und F. W. Janssen, Niederlande)
- Zusatzstoffe bei der Herstellung von Pflanzenproteinprodukten (vorbereitet durch USA)
- Protein aus Kartoffeln (vorbereitet durch Niederlande)
- Getränke auf Sojabasis (vorbereitet durch Belgien).

Die Berichte dienten als Grundlage für die Qualifizierung abzuschließender Standards und für die Meinungsbildung bezüglich Prioritätsfestlegungen bei der Erarbeitung weiterer Standards.
Nachstehende Standardentwürfe wurden diskutiert und können nunmehr weiterbearbeitet werden:
- Richtlinien für den Unbedenklichkeitstest und zur Bestimmung des Nährwertes von Pflanzenproteinprodukten (modifizierte Fassung der UNU/PAG Guideline Nr. 6)
- Internationaler allgemeiner Standard für Pflanzenproteinprodukte (VPP) — Alinorm 87/30, Appendix V
- Internationaler Standard für Sojaprotein-Produkte — Alinorm 87/30, Appendix VI
- Internationaler Standard für Weizengluten — Alinorm 87/30, Appendix VII

Nennenswerte Festlegungen:
In der Richtlinie für den Einsatz von Pflanzenproteinprodukten (VPP) in Lebensmitteln gibt es noch Unklarheiten über die geeignetste Methode zur Bestimmung der Proteinverfügbarkeit und der Proteinqualität. Als Referenzmuster gelten die FAO/WHO/UNU-Empfehlungen (Tab. 1).
Werden einem Lebensmittel Pflanzenproteinprodukte zugesetzt, so ist dies — nebst Angabe der Proteinquelle — zu deklarieren. Bei teilweiser Substitution von tierischem Protein sollte die Anwesenheit von Pflanzenproteinprodukten aus dem Namen des Lebensmittels hervorgehen (mit Angabe der Proteinquelle). Generell darf die Fleischsubstitution bzw.

Tab. 1
Aminosäure-Bedarfsmuster der FAO/WHO
Vergleich der Empfehlungen von 1973 und 1985[1])

Aminosäure (mg/g Rohprotein)	FAO/WHO (1973[3])	FAO/WHO/UNU (1985)[2])			
		Kleinkind	Vorschulkind 2—5 Jahre	Schulkind 10—12 Jahre	Erwachsener
Histidin	—	26	19	19	16
Isoleucin	40	46	28	28	13
Leucin	70	93	66	44	19
Lysin	55	66	58	44	16
Methionin + Cystin	35	42	25	22	17
Phenylalanin + Tyrosin	60	72	63	22	19
Threonin	40	43	34	28	9
Tryptophan	10	17	11	9	5
Valin	50	55	35	25	13
Gesamt (einschließlich Histidin)	—	460	339	241	127
Gesamt (ohne Histidin)	360	434	320	222	111

[1]) Progress Report on Protein Quality Measurement, 4. Session Codex Committee on Vegetable Proteins, Havanna, 1987
[2]) FAO/WHO/UNU Joint Expert Consultation (1985) Energy and Protein Requirements, WHO Techn. Rep. Ser. No. 724, Genf
[3]) WHO Techn. Rep. Ser. No. 522, Genf

der Einsatz von Pflanzenproteinprodukten nicht zur Nährwertminderung führen (auch nicht zur Senkung der Gehalte an Vitaminen und Mineralstoffen).
Beim Einsatz von Pflanzenproteinprodukten zur Erhöhung des Gehaltes an verwertbarem Protein ist eine Anhebung des Proteinanteils im Lebensmittel um mindestens 20% vorzusehen. Im Pflanzenproteinprodukt sollten nicht weniger als 5,8% Lysin und 2,5% Methionin/Cystin enthalten sein (unter Berücksichtigung der FAO/WHO-UNU-Empfehlungen).
Im allgemeinen Standard für Pflanzenproteinprodukte wird vorgeschlagen, daß der Proteingehalt (N × 6,25) des Proteinproduktes 40% und mehr betragen soll.
Der internationale Standard für Sojaproteinprodukte (SPP) ist eine Untersetzung des Standards für Pflanzenproteinprodukte. Folgende Grenzwerte wurden für den Proteingehalt (N × 6,25) von Sojaproteinprodukten vorgeschlagen:
Sojaprotein-Mehle (SPF): 50% und mehr, weniger als 65%;
Sojaprotein-Konzentrate (SPC): 65% und mehr, weniger als 90%;
Sojaprotein-Isolate (SPI): 90% und mehr.
Der Feuchtigkeitsgehalt von Sojaproteinprodukten soll 10% nicht überschreiten, der Aschegehalt darf nicht mehr als 8% (bezogen auf Trockensubstanz) betragen. Für den Rohfasergehalt wurden nachstehende Grenzwerte festgelegt: SPF: 5%; SPC: 6%; SPI: 0,5%.
Im Standard für Weizengluten wird ein Mindestproteingehalt von 80% (N × 6,25) gefordert. Der Umrechnungsfaktor N × 5,7 für Gluten wurde nicht in den Standard aufgenommen. Weitere Festlegungen sind: Asche- und Fettgehalt nicht über 2%, Rohfasergehalt nicht höher als 1,5% (alle Werte bezogen auf Trockensubstanz).
Zusammenfassend ist einzuschätzen, daß der gegenwärtige Bearbeitungsstand eine gute Basis für die Erarbeitung nationaler Standards bietet. In mehreren Ländern liegen derartige gesetzliche Regelungen bereits vor. Gleichgültig, ob in einem Land die Proteinanreicherung oder der Zusatz funktioneller Proteine im Mittelpunkt steht, sollte mit der Erarbeitung entsprechender Standards rechtzeitig begonnen werden. G. Muschiolik

Ernährungsempfehlungen in den USA

Die Ernährung und deine Gesundheit:
Allgemeine Hinweise:

1. Iß so abwechslungsreich wie möglich
2. Halte das Idealgewicht
3. Vermeide zuviel Fett, zuviel gesättigte Fettsäuren und Cholesterol
4. Bevorzuge stärke- und ballaststoffreiche Lebensmittel
5. Vermeide zuviel Zucker
6. Vermeide zuviel Speisesalz
7. Trinke Alkohol nur in mäßigen Mengen.

Diese Ratschläge finden sich in einem Merkblatt der US-Ministerien für Landwirtschaft bzw. für das Gesundheitswesen; sie widerspiegeln die Ergebnisse wissenschaftlicher Diskussionen in den USA. Nachfolgend bringen wir einen Auszug aus diesen Ratschlägen: **1.** Obst und Gemüse sind reich an Vitaminen, besonders an Vitamin C und A. Vollkornprodukte sind reich an B-Vitaminen, Eisen und anderen Mineralstoffen. Fleisch enthält Eiweiß, Fett, Eisen und andere Mineralstoffe sowie verschiedene Vitamine, besonders B_1 und B_{12}. Molkereiprodukte sind wichtige Quellen für Calcium und andere Nährstoffe.
Es hat keine Vorteile, wenn man von einem Nährstoff überschüssige Mengen aufnimmt. Bei einer abwechslungsreichen Kost ist die Einnahme von Vitamin- und Mineralstoffpräparaten überflüssig.
Alte oder sehr inaktive Menschen brauchen und essen wenig Lebensmittel. Sie müssen besonders darauf achten, daß sie nicht zu viel energiereiche, aber nährstoffarme Lebensmittel verzehren, z. B. Fette, Alkohol, Zucker.
Säuglinge haben besondere Ernährungsbedürfnisse. Gesunde Neugeborene sollten gestillt werden. Die Nährstoffe in der Muttermilch werden besser verdaut und verwertet als die aus Kuhmilch. Außerdem kann die Muttermilch Faktoren der Immunität von der Mutter gegenüber bestimmten Krankheiten auf den Säugling übertragen. Normalerweise brauchen Säuglinge feste Nahrung erst im Alter von 3 bis 6 Monaten. Säuglingsnahrungen sollte weder Salz noch Zucker zugesetzt werden, sie brauchen diese „Anreicherungen“ nicht.
2. Man halte ein ideales Körpergewicht. Fettsucht erhöht das Risiko für einige chronische Erkrankungen. Fettsucht hat oft erhöhten Blutdruck, erhöhte Blutfette und die Alterszuckerkrankheit im Gefolge. Alle diese Risiken stehen in Beziehung zu einer höheren Anfälligkeit für Herzattacken und Schlaganfall.
Es gibt zwar keine absolute Antwort, was ein ideales Ge-

wicht ist, doch gibt es akzeptable Bereiche für das wünschenswerte Körpergewicht. Im allgemeinen sollte das Gewicht nicht höher sein, als es mit 20 oder 25 Lebensjahren war. Es ist nicht bekannt, warum manche Leute mehr essen als andere und trotzdem schlank bleiben. Auf jeden Fall muß der Fettsüchtige weniger Energie aufnehmen, als er verbrennt. Entweder man wählt eine Kost, die weniger Energie enthält, oder man muß die körperliche Aktivität erhöhen — oder beides.

Um die Eßgewohnheiten zu verbessern:

— iß langsam,
— nimm dir kleinere Portionen vor,
— vermeide es, nachzunehmen.

Wer Gewicht verlieren will, soll das allmählich tun. Der stetige Verlust von 1—2 Pfund wöchentlich — bis man sein Ziel erreicht hat — ist relativ sicher und besser durchzuführen. Der langfristige Erfolg hängt davon ab, wie man sich neue und bessere Gewohnheiten des Essens und der körperlichen Bewegung angeeignet hat. Vielleicht deshalb versagen sogenannte Gewaltkuren auf lange Sicht. Man soll nicht versuchen, Gewicht zu schnell zu verlieren. Man vermeide Gewaltkuren, die nur auf den Verzehr weniger Lebensmittel orientieren und auf Abwechslung verzichten. Kostformen unter 800 kcal täglich sind gewagt: Bei solcher Ernährung können sich Nierensteine oder auch psychologische Störungen entwickeln. Vereinzelt sind Leute dabei plötzlich und ohne Warnung verstorben.

Um Gewicht zu verlieren — steigert man die körperliche Aktivität,
— ißt man weniger Fett und fettreiche Lebensmittel,
— ißt man weniger Zucker und Süßigkeiten,
— vermeidet man zuviel Alkohol.

Die allmähliche Zunahme körperlicher Aktivität, z. B. Gehen oder Treppensteigen, kann durchaus hilfreich sein.

Man soll aber nicht das Körpergewicht unter eine bestimmte Norm reduzieren; übermäßiger Gewichtsverlust kann mit Nährstoffmangel, Menstruationsstörungen, Unfruchtbarkeit, Haarausfall, schwerer Verstopfung, psychiatrischen Störungen und anderen Komplikationen verbunden sein.

Wer plötzlich und ohne erkennbaren Grund an Gewicht verliert, soll sich an den Arzt wenden; das könnte einen Hinweis auf eine zugrunde liegende Krankheit geben.

3. Wer einen hohen Blutcholesterolgehalt hat, hat ein größeres Risiko für eine Herzattacke. Aber auch Bluthochdruck und Zigarettenrauchen können dieses Risiko erhöhen. Ein hoher Blutcholesterolspiegel ist ebenfalls ein Risikofaktor.

Bevölkerungen wie die der USA, die viel gesättigtes Fett und Cholesterol (d. h. tierische Fette und an tierischen Fetten reiche Produkte) essen, haben durchschnittlich hohe Blutcholesterolspiegel. Die Individuen solcher Bevölkerung haben im allgemeinen ein größeres Risiko für Herzattacken als von einer Bevölkerung, die wenig Fett und wenig Cholesterol verzehrt. Um zu vermeiden, daß man zu viel Fett, gesättigte Fettsäuren und Cholesterol zu sich nimmt, soll man folgendes tun:

— mageres Fleisch, Fisch, Geflügel, Hülsenfrüchte als Eiweißquellen bevorzugen;
— Eier und Innereien (z. B. Leber) maßvoll verzehren;
— den Verzehr von Butter, Sahne, Kokosfett und von Lebensmitteln aus solchen Produkten begrenzen;
— das überschüssige Fett am Fleisch entfernen;
— Kochen, Backen oder Grillen dem Braten vorziehen.

4. Lebensmittel, reich an Stärke und Ballaststoffen, sind zu empfehlen. Kohlenhydrate sind den Fetten vorzuziehen, weil sie — auf Gewicht bezogen — nur halb soviel Energie enthalten. Komplexe Kohlenhydrate, d. h. Stärke, sind günstiger als einfache Kohlenhydrate, wie z. B. Zucker. Kohlenhydratreiche Lebensmittel wie Hülsenfrüchte, Obst und Gemüse, Vollkornerzeugnisse enthalten zu der Energie viele wichtige Nährstoffe. Mit diesen Lebensmitteln verzehrt man auch mehr Ballaststoffe. Das ist wichtig, weil die durchschnittliche US-amerikanische Kost zu wenig davon enthält. Ballaststoffreiche Kost kann bei der Reduzierung der Symptome der Verstopfung und anderer Darmerkrankungen hilfreich sein. Möglicherweise wirkt ballaststoffreiche Ernährung auch gegen die Entwicklung von Dickdarmkrebs, doch ist nicht sicher, ob das tatsächlich so ist. Jedenfalls soll man Obst, Gemüse, Vollkornbrot und Getreideerzeugnisse reichlich verzehren.

5. Das größte Risiko von übermäßigem Zuckerverzehr ist die Zahnfäule. Dieses Risiko steigt an, wenn man häufiger Zucker und Süßigkeiten verzehrt, besonders zwischen den Mahlzeiten und klebrige Süßigkeiten. Der häufige Imbiß von klebrigen Süßigkeiten oder der über den Tag verteilte Genuß von süßen alkoholfreien Erfrischungsgetränken ist gefährlicher, als morgens seinem Kaffee einen Teelöffel Zucker zuzusetzen. Außer der Vermeidung von Zucker sind Zahnhygiene und Fluorzusätze zum Trinkwasser besonders wichtig. Zucker in der Kost erzeugt — im Gegensatz zu der verbreiteten Meinung — keine Zuckerkrankheit. Die Zukkerkrankheit tritt meist bei fettsüchtigen Erwachsenen auf. Die Vermeidung von Zucker, ohne das Übergewicht zu reduzieren, löst das Problem nicht. Es gibt auch keine überzeugenden Hinweise, daß Zucker Herzattacken oder Blutgefäßerkrankungen verursacht. Das Risiko der Zahnfäule wird nicht nur durch den Zucker in der Zuckerdose, sondern auch durch Zucker in Marmeladen, Süßwaren, süßen Erfrischungsgetränken, Kuchen, Torten, Eis und anderen zuckerhaltigen Produkten erhöht.

6. Man vermeide zu viel Natrium, ein Bestandteil des Kochsalzes. Natrium ist reichlich vorhanden in vielen Speisen und Getränken, besonders in vielen verarbeiteten Lebensmitteln wie Soßen, sauren Speisen, salzigen Imbissen, Fleischprodukten, Würzen u. v. a. In den USA leiden etwa 17% der Erwachsenen an Bluthochdruck; für sie ist der übermäßige Natriumverzehr eine besondere Gefahr. Natrium ist nur einer der Faktoren, der den Blutdruck beeinflußt. Die Fettsucht spielt ebenfalls eine Rolle. Um einen übermäßigen Natriumverzehr zu vermeiden, wird empfohlen:

— Man gewöhne sich an den Genuß des ungesalzenen Geschmacks der Lebensmittel.
— Man koche nur mit geringen Salzzusätzen.
— Man füge bei Tisch kein oder wenig Salz hinzu.
— Man begrenze den Verzehr salziger Lebensmittel wie Salzbrezeln, Kartoffelchips, gesalzene Nüsse, salzige Gewürze, Gewürzsoßen, Käse, Pökelfleisch, Essiggemüse usw.

7. Wer Alkohol trinkt, sollte es mäßig tun. Alkoholische Getränke sind vielfach energiereich. Wer abnehmen will, muß darauf achten. Anhaltender oder übermäßiger Alkoholgenuß in der Schwangerschaft kann an dem Neugeborenen Geburtsdefekte verursachen.

Zusammenfassend ist zu sagen, daß auch diese in den USA herausgegebenen Ernährungsempfehlungen dem internationalen Erkenntnisstand entsprechen und gut begründet sind. Vergleichbare Empfehlungen gelten auch in der DDR („Einfache praktische Empfehlungen zur gesunden Ernährung" — ‚Ernährungsforschung' **28** (1983) 65).

H. Haenel

Information über Weiterbildungsveranstaltungen des Schulungs- und Beratungszentrums für Gemeinschaftsverpflegung des Rates des Bezirkes Potsdam

1988

1. Auf dem Gebiet der *Ernährungslehre*

Thema: Aktuelle Aufgaben der Ernährung der Bevölkerung unter besonderer Berücksichtigung der Anforderungen an die Gemeinschaftsverpflegung
- Geschichte und Entwicklung der Ernährung
- Gesellschaftliche Grundfragen der Sicherung der Ernährung
- Ernährungssituation und Gemeinschaftsverpflegung
- Ernährungsverhalten und seine Beeinflussungsmöglichkeiten
- Warenkunde wichtiger Lebensmittel
- Technologie der Speisenproduktion

Termine: 1. 9.—13. 5. 88 (betriebliche Gemeinschaftsverpflegung)
2. 14.—18. 11. 88 (Schüler- und Kinderspeisung)

Schulungsort:
1. Brandenburg, Restaurant Rendezvous
2. Brandenburg, Ratskeller

2. Auf dem Gebiet der *Computertechnik*

Thema: Einsatzmöglichkeiten des PC 1715 für die Projekte
Warenrechnung
Kalkulationsrechnung
Lagerrechnung
auf dem Gebiet der Gemeinschaftsverpflegung
- Möglichkeiten der Anwendung der Büro- und Personalcomputer für die Leitung und Planung
- Vorstellung der EDV-Projekte
  Warenrechnung
  Kalkulationsrechnung
  Lagerrechnung
- Praxis am Personalcomputer PC 1715

Termine: 18.—22. 4. 1988
10.—14. 10. 1988

Schulungsort:
1. Brandenburg, Restaurant Rendezvous
2. Brandenburg, Brielower Landstraße

3. 6-Wochenlehrgang zur Ausbildung von *Kochinstrukteuren* und *Instrukteuren der Gemeinschaftsverpflegung* in Zusammenarbeit mit der Kammer der Technik Potsdam

Schwerpunkte:
- marxistisch-leninistische Grundlagen
- Sozialistisches Recht
- Gesellschaftliche Grundlagen der Ernährung
- Einsatzmöglichkeiten von Büro- und Personalcomputern auf dem Gebiet der Gemeinschaftsverpflegung
- Kochwissenschaft und praktische Anwendung
- Leitung, Planung und Arbeitsorganisation in der Gemeinschaftsverpflegung
- Rolle u. Bedeutung der Sicherung d. Lebensmittelhygiene in der GV

Termine: 29. 2.—8. 4. 1988
24. 10.—2. 12. 1988

Lehrgangsort: Löcknitz bei Potsdam,
Ferienobjekt der GPG Glindow

Anmeldungen: Kammer der Technik
Bezirksverband Potsdam
PSF 27
Potsdam
1561

4. Fachtagungen zum Entwicklungsstand der Gemeinschaftsverfpflegung in der DDR und ihre Rolle und Bedeutung im volkswirtschaftlichen Ernährungskomplex.

Termine: 24.—25. 2. 1988
28.—29. 9. 1988
19.—20. 10. 1988

Tagungsort: Brandenburg, Restaurant Rendezvous
Brielower Straße

Anmeldungen sind zu richten an:
Schulungs- und Beratungszentrum
für Gemeinschaftsverpflegung
des Rates des Bezirkes Potsdam
Am Alten Friedhof 1
Potsdam
1560

Information für Einrichtungen der Gemeinschaftsverpflegung

Im Rahmen der KdT-Initiative „9. KdT-Kongreß" hat die Bezirksfachsektion „Gesellschaftliche Speisenwirtschaft" des Bezirksvorstandes der KdT Suhl eine Zusammenstellung mit Rechtsvorschriften des Gesundheits-, Arbeits- und Brandschutzes sowie der Hygiene erarbeitet. Diese Sammlung, die 110 aktuelle gesetzliche Bestimmungen und Standards (Stand: 31. 03. 1987) beinhaltet und mit einem Sachwortverzeichnis versehen ist, soll vor allem als Grundlage für die monatlichen Pflichtbelehrungen im Bereich der Gemeinschaftsverpflegung dienen.
Anfragen können an folgende Adresse gerichtet werden:

Kammer der Technik, Bezirksvorstand Suhl,
Bezirksfachsektion „Gesellschaftliche Speisenwirtschaft"
Straße der OdF 29, Suhl 6000.

Damit das nützliche Informationsmaterial einem möglichst großen Nutzerkreis zugänglich wird, ist der Druck in Broschürenform vorgesehen.

H.-J. Goetze

Warenkundliches Kolloquium zur Qualitätsentwicklung und Qualitätssicherung

Der Wissenschaftsbereich Warenkunde der Handelshochschule Leipzig veranstaltet anläßlich der 5. Leipziger Handelswissenschaftlichen Tage, die vom 20. bis 22. Januar 1988 durchgeführt werden, ein großes wissenschaftliches Kolloquium mit internationaler Beteiligung zu aktuellen Fragen der Qualitätsentwicklung und Qualitätssicherung. Im Mittelpunkt des Kolloquiums, das zum Thema „Der Beitrag der warenkundlichen Forschung zur Einflußnahme des Handels auf die Qualitätsentwicklung und Qualitätssicherung" stattfindet, stehen Vorträge über neue Ergebnisse warenkundlicher Forschungen des Wissenschaftsbereichs und seiner Partnerinstitute sowie über neue Erfahrungen seiner Praxispartner. In den Vorträgen wird nicht nur die Schlüsselfunktion des warenkundlichen Wissens in den Beziehungen zwischen Produktion und Handel nachgewiesen. Gleichzeitig werden auch neue warenkundliche Forschungsergebnisse und ihre Bedeutung für die Erzeugnis- und die Verpackungsentwicklung, für die Standardisierung und die Qualitätssicherung sowie für die Verbesserung der Zusammenarbeit von Produktion und Handel bei der Erzeugnis- und Verpackungsentwicklung zur Diskussion gestellt. Als Referenten wurden namhafte Wissenschaftler

und hervorragende Praktiker gewonnen, unter ihnen auch bekannte ausländische Spezialisten.
Für die 5. Leipziger Handelswissenschaftlichen Tage wurde das Rahmenthema „Hauptlinien der Leistungs- und Effektivitätssteigerung des Handels durch umfassende Intensivierung und Beschleunigung des wissenschaftlich-technischen Fortschritts — Entwicklungstendenzen und Schlußfolgerungen' gewählt. Das warenkundliche Kolloquium wird in diesem Rahmen die wichtigsten Aufgaben für die weitere Entwicklung der warenkundlichen Forschung und Lehre darstellen.
Gleichzeitig werden auch das 2. Leipziger Handelstechnologische Symposium zum Thema „Moderne Technologie und Prozeßorganisation in Warenumschlagsprozessen unter Nutzung der Mikrorechentechnik" und 6 weitere Kolloquien stattfinden, in denen spezielle Fragen der Leistungsentwicklung im Handel zur Diskussion stehen.
Wegen der starken Nachfrage nach den Veranstaltungen wird Interessenten die Kontaktaufnahme zum Wissenschaftsbereich Warenkunde der Handelshochschule Leipzig, Markgrafenstr. 2, Postfach 640, DDR-Leipzig, 7010, empfohlen. G. Grundke

Buchbesprechungen

Zusatzstoffe — ihre Wirkung und Anwendung in Lebensmitteln

Herausgegeben von E. Lück. Behr's Verlag, Hamburg 1986. 160 Seiten, 21 Abb., 19 Tab., Broschur; ISBN 3-925673-04-0, ISSN 0724-8784; Preis: 38,— DM.

Als Bd. 11 herausgekommen, stellt die Zusammenfügung von Vorträgen aus einem vom Verlag veranstalteten Seminar in der von der Fachgruppe „Lebensmittelchemie und gerichtliche Chemie" der GDCh herausgegebenen Schriftenreihe „Lebensmittelchemie, Lebensmittelqualität" zweifellos einen Bruch dar; denn im Unterschied zu den vorausgegangenen Bänden werden nicht wie bisher einzelne Stoffgruppen (darunter auch jetzt wieder einbezogene), sondern unter dem Überbegriff „Zusatzstoffe" sieben ganz verschiedenartige abgehandelt: Vitamine, Konservierungsstoffe, Emulgatoren, Dickungsmittel/Stabilisatoren/Geliermittel, Farbstoffe, Süßungsmittel und Enzyme. Dementsprechend geht die Wissensvermittlung auch nicht annähernd so ins Detail, und die Angabe von Literatur, auf die Bezug genommen worden ist oder die den Leser weiterführen könnte, entfällt bis auf ganze zwei Hinweise. Hinzu kommt, daß bei solchen Seminaren in der Industrie tätige Referenten es sich nicht immer nehmen lassen, Werbung für Produkte ihrer Firma zu betreiben (hier vordergründig U. Scharf im Kapitel Enzyme). Gestandenen Lebensmittelwissenschaftlern und -technologen sowie den in der speziellen Lebensmittelüberwachung Beschäftigten dürfte die mit unterschiedlichem Informationsgehalt und -niveau ausgestattete Vortragssammlung kaum Neues bieten. Anders ist es um Führungskräfte der Lebensmittelindustrie (Einkauf, Verkauf, Marketing), den Einstieg in spezielle Produktionsaufgaben Suchende und an Randproblemen ihres Fachgebietes oder allgemein Interessierte bestellt. Für sie wird die Frage, warum, wie, mit welchen gesetzlichen Auflagen und mit was für Aussichten Zusatzstoffe welchen Lebensmitteln beigefügt werden können oder sollten, sicher hinreichend beantwortet. B. Gaßmann

Toxikologisch-hygienische Beurteilung von Lebensmittelinhalts- und -zusatzstoffen sowie bedenklicher Verunreinigungen

Von H.-G. Classen, P. S. Elias, W. P. Hammes und E. H. F. Schmidt. Verlag Paul Parey, Berlin — Hamburg 1987. 285 Seiten, 16 Abb., 51 Tab., ISBN 3-489-62514-5; Preis: 39,80 DM.

Die Broschüre ist als Pareys Studientexte Band 54 erschienen. Im ersten Teil (ca. 60 Seiten) vermitteln die Autoren einen umfassenden Einblick in das prinzipielle Herangehen bei der Toxizitätsprüfung. Dargestellt sind experimentelle Details (z. B. Substanzapplikation, Prüfverfahren auf Genotoxizität, Daten über Laborratten usw.), die in dieser konzentrierten Form nicht in anderen Büchern zu finden sind. Daran schließen sich mehr oder weniger substanzspezifische Darstellungen an: hygienische Bewertung, Maßnahmen zur Erhöhung der Haltbarkeit (mikrobielle Vergiftungen, physikalische Verfahren, chemische Stoffe einschließlich Antibiotika und mikrobizider Gase), Antioxydantien, Süßstoffe, Lebensmittelfarbstoffe, Emulgatoren, Stabilisatoren, Verdickungs- und Geliermittel, Antiklump-, Schaumbekämpfungs- und Trennmittel, Kontaminanten (Nitrit, Nitrat, Nitrosamin, BaP, Mykotoxine, Ethanol, Blei, Quecksilber, Cadmium, Arsen). Fast 40 Seiten informieren über rechtliche Aspekte in der Bundesrepublik Deutschland (und in der EG). Die Kapitel sind außerordentlich informativ und straff gegliedert. Hervorzuheben sind die schlüssigen Aussagen zu den Einzelsubstanzen. Die Autoren haben sich bei der Darstellung des Fachgebietes bewußt auf die o. g. Substanzen beschränkt. R. Macholz

Grundlagen und Anwendungen der Gefriertrocknung auf biologische Materialien, Arzneimittel und Lebensmittel

Institut International du Froid (Hrsgb.) Paris 1985, 318 Seiten, ISSN 0151-1637, Preis 150,— FF

Die Gefriertrocknung hat sich in den letzten Jahren zu einer unentbehrlichen Methode für Biologie und Medizin entwickelt. Im Zusammenhang mit ihrer relativ einfachen Technologie werden komplexe Veränderungen in den verwendeten Materialien ausgelöst, die Gegenstand von Forschungen verschiedener Disziplinen und Spezialisten sind.
Vorliegende Monographie faßt die Ergebnisse und Diskussionen eines Kongresses der Kommission „Gefriertrocknung, Cryobiologie und medizinische Applikationen" des Internationalen Instituts für Gefriertechnik zusammen, der im Mai 1985 in Tokyo stattfand. In der Sektion III werden Gefriertrocknungsprobleme bei Lebensmitteln bzw. Lebensmittelbestandteilen behandelt. Es werden neue Ergebnisse über die Lyophilisation von Sulfhydrylverbindungen der Sojabohnen-Proteine und deren Verwendung als Geliermittel, über das Verhalten von Reis- und Sojaprodukten bei der Gefriertrocknung sowie über die Transportbedingungen für gefriergetrocknete Lebensmittel mitgeteilt.
In der Sektion VI stehen Anwendungsmöglichkeiten der Gefriertrocknung in der Medizin zur Diskussion; u. a. werden neue Ergebnisse über die Gefriertrocknung von Blutkonserven für Bluttransfusionen sowie über die Cryochirurgie von

Tumoren im Kopfbereich mitgeteilt. Die Monographie ist zweisprachig (englisch, französisch) angelegt und stellt eine aktuelle Zusammenfassung des Kenntnisstandes über die vielseitigen Anwendungsmöglichkeiten der Gefriertrocknung dar. H.-A. Ketz

Mikrobiologie tierischer Lebensmittel

Von K. Zickrick, K. Wegner, M. Schreiter u. a.; VEB Fachbuchverlag Leipzig 1986; 2., neubearb. Auflage, 547 Seiten, 69 Abb., 137 Tab.; ISBN 3-343-00160-0; Preis: 35,— M.

Die zweite, überarbeitete Auflage dieses einzigen deutschsprachigen Lehrbuches über die angewandte Mikrobiologie tierischer Lebensmittel richtet sich an einen weiten Leserkreis von Studenten in den Fachrichtungen Technologie der milchverarbeitenden und Fettindustrie, Technologie der Fleisch- und Fischverarbeitung sowie an Praktiker dieser Industriezweige. Aber auch für Fachleute auf dem Gebiet der Ernährungswissenschaft sowie für Mitarbeiter des Gesundheitswesens und der Land- und Nahrungsgüterwirtschaft ist dieses Buch als Nachschlagewerk von Interesse.

Im ersten Kapitel werden Roh- und Trinkmilch, Dauermilcherzeugnisse und die mit Hilfe von Mikroorganismen hergestellten Milchprodukte sowie Speiseeis behandelt. Ausführlich wird auf die verwendeten Mikroorganismenkulturen eingegangen.

Die Kapitel 2 bis 6 sind der angewandten Fleisch-, Wild-, Geflügel-, Ei- und Fischmikrobiologie gewidmet. Es werden die mikrobiellen Vorgänge erwünschter und unerwünschter Art in Rohstoffen und Verarbeitungsprodukten beschrieben. Ein Kapitel über die Mikrobiologie des Trinkwassers vervollständigt das Buch.

Die umfangreichen Literaturangaben zu den einzelnen Gebieten sind aktualisiert worden. M. Diedrich

Lebensmittelmikrobiologie

Von J. Krämer. Verlag Eugen Ulmer, Stuttgart, 1987. 272 Seiten, 86 Abb., 32 Tab., UTB 1421. ISBN 3-8001-2543-9; Preis: 29,80 DM.

Nach einer kurzen Einführung in die Biologie von Mikroorganismen, die in Lebensmitteln vorkommen, werden zunächst die negativen Wirkungen von Bakterien, Hefen, Pilzen und Viren bei Lebensmittelvergiftungen beschrieben. Es folgen 2 Kapitel zu Fragen des Lebensmittelverderbs (Bedeutung von pH-Wert, a_w-Wert, Redoxpotential, Temperatur und Gasatmosphäre) sowie zur Haltbarmachung von Lebensmitteln. Neben traditionellen Verfahren werden auch kombinierte Methoden vorgestellt. In der zweiten Hälfte des Taschenbuches findet der Leser eine kurzgefaßte, aber informative Zusammenstellung positiver Wirkungen von Mikroorganismen bei der Herstellung bzw. Veränderung pflanzlicher und tierischer Lebensmittel, wobei auch asiatische Fermentationsprodukte behandelt werden. Das Kapitel „Spezielle Lebensmittel", das nur 2 Seiten umfaßt und lediglich mayonnaisehaltige Feinkosterzeugnisse, Speiseeis und alkoholfreie Erfrischungsgetränke beinhaltet, wäre in einer eventuellen Neuauflage erweiterungswürdig.

Ein Abschnitt über betriebshygienische Maßnahmen, beginnend bei der Wareneingangskontrolle über die Verarbeitungsstufen bis zur Endkontrolle, ist besonders für die industrielle Praxis wichtig.

Mit einem detaillierten Literaturverzeichnis (Lehrbücher und zusammenfassende Literatur, Quellennachweise und weiterführende Literatur, Zeitschriften und andere Periodika) sowie einer Erklärung medizinischer Fachausdrücke endet diese zu empfehlende Einführung. P. Klingenberg

Biochemie, Teil I: Allgemeine und funktionelle Biochemie

Herausgegeben von H.-P. Kleber und D. Schlee. VEB Gustav Fischer Verlag Jena 1986. 501 Seiten, 192 Abb., 32 Tab., Taschenbuchformat, Broschur; ISBN 3-334-00005-2. Preis: 24,70 M, 35,00 DM.

Für den Leser dieser Zeitschrift, besonders aus Bereichen wie der Medizin oder der Lebensmittelindustrie, sind biochemische Probleme und Betrachtungsweisen nicht fremd. Die Biochemie der Ernährung selbst ist ein sich rasch entwickelnder Zweig. Im vorliegenden Lehrbuch werden, insbesondere für Studierende biologischer und medizinischer Fachrichtungen, in kurzer Form die gesicherten Grundkenntnisse der Biochemie vermittelt. Nach einer Einführung, einschließlich einer allgemeinen Beschreibung biochemischer Methoden, werden gemäß der üblichen Unterteilung Struktur und Funktion von Biomolekülen, der Katabolismus und die Gewinnung energiereicher Verbindungen, anabole Stoffwechselwege, die Biochemie der Nucleinsäuren (Replikation und Genexpression) sowie die Mechanismen der Regulation und Integration des Stoffwechsels dargestellt.

Die Abbildungen sind, besonders durch die Hervorhebung der wichtigsten Fakten in Rotdruck, leicht verständlich, wenngleich sich einige komplexe Stoffwechselabläufe oder Darstellungen nur schwer auf einer Seite im Taschenbuchformat unterbringen ließen. Auch muß man sich beispielsweise an die unübliche langgestreckte Darstellung des Citratcyclus erst gewöhnen. Insgesamt aber wird das Buch der Aufgabe, die Grundlagen der Biochemie zu vermitteln, durchaus gerecht. Angewandte und funktionelle Aspekte der Biochemie sind dem Teil II vorbehalten, der 1987 erscheinen wird. K. J. Petzke

Hygiene · Präventivmedizin

Von E. G. Beck und P. Schmidt; Ferdinand Enke Verlag Stuttgart; 2., neubearb. u. erweiterte Auflage 1986; 290 Seiten mit 62 Abb. und 53 Tabellen; ISBN 3-432-92762-2; Preis: 36,— DM.

Diese Zweitauflage des Lehrbuches ist in der Enke-Reihe zur Approbation für Ärzte erschienen und vermittelt Basiswissen für die Weiterbildung zum „Arzt für Hygiene", ist aber generell für Ärzte und Mitarbeiter im Gesundheitswesen (z. B. in Hygieneinstituten) und auch für Lebensmittel- und Ernährungswissenschaftler, Toxikologen, Chemiker u. a. sowie für Fachleute in der Lebensmittelindustrie von Interesse. Im allgemeinen Teil (26 Seiten) werden Grundbegriffe und Definitionen vorangestellt, die in einzelnen Abschnitten des speziellen Teils mehr oder minder ergänzt werden. Letzterer gliedert sich in die Kapitel Hygiene der Ernährung und der Nahrung, Umwelthygiene, Verhütung und Bekämpfung von Infektionen und Kontaminationen, Sozialhygiene und öffentliches Gesundheitswesen. Ein Anhang enthält eine Auswahl gesetzlicher Regelungen für den Infektionsschutz in der DDR, Österreich und der Schweiz sowie eine Richtlinie über die Qualität der Badegewässer. Besonders breiten Raum nehmen die gesetzlichen Bestimmungen für die BRD ein.

Einige Mängel der ersten Auflage haften auch der zweiten an. Dies sind z. B. entstellende Druckfehler (S. 172/173: $CaOH_2$, $CaOCl_2$; S. 175: Formel für Glutaraldehyd u. a.). Durch substanzbezogene Kapitel wären zahlreiche Wiederholungen, z. B. zur Problematik der polyzyklischen Aromaten oder der toxischen Schwermetalle (Pb, Hg, Cd, s. S. 48 und 98ff.) vermeidbar gewesen. Auch die mitunter etwas unglückliche Klassifizierung der Schadstoffe (z. B. das Nebeneinanderstellen von Bioziden und Pestiziden) erschwert teilweise das Verständnis.
Insgesamt aber bieten die Autoren eine gute, konzentrierte Übersicht über das Fachgebiet und angrenzende Teilgebiete, ohne dabei den Lehrbuchcharakter zu verlassen und etwa ein tieferes Eindringen in die behandelte Materie zu beabsichtigen. M. Diedrich

Asthma — Ekzem — Nahrungsmittelallergie

Von E. Theil. Gustav Fischer Verlag, Stuttgart — New York 1987. 81 Seiten, ISBN 3-437-00476-X; Preis: 12,80 DM.

Der in der Taschenbuchreihe „Ärztliche Ratschläge" erschienene Ratgeber für Kinder und Eltern befaßt sich mit Hinweisen und praktischen Anleitungen zur Hilfe bei Asthma, Ekzemen und Nahrungsmittelallergie bei Kindern. Das dritte Kapitel enthält Vorschläge zur Ernährung allergiekranker Kinder. Als allergieauslösende Nahrungsmittel werden Kuhmilchprodukte, Hühnerei, Fischeiweiß, Nüsse, Hülsenfrüchte, Vollkornprodukte und verschiedene Gemüsesorten genannt. Für die Zubereitung einer für Säuglinge und Kinder geeigneten allergenarmen Kost werden ungeeignete Nahrungsmittel aufgezählt und für eine Eliminationsdiät besonders geeignete Nahrungsmittel angegeben. Es folgen ein Tagesplan für eine Eliminationsdiät ab 1. Lebensjahr, eine Liste von Säuglingsnahrungen ohne Milch und ohne Ei, spezielle Hinweise für eine allergenarme Kost vom 5. bis 12. Monat sowie Rezepte mit Angaben von Zutaten und Zubereitungen für allergenarme Suppen, Gerichte und Gebäcksorten.
Das leicht verständlich geschriebene Taschenbuch ist hinsichtlich der Ernährung allergiekranker Kinder ein praktischer Ratgeber für die Auswahl geeigneter Nahrungsmittel und die Zusammenstellung einfacher Eliminationskostformen. H.-A. Ketz

Wußten Sie schon,

— daß der Wissenschaftliche Informationsdienst (WID) des Zentralinstituts für Ernährung (ZfE) seit 1971 etwa 265000 bibliographische Informationen auf dem Gebiet „Nahrung und Ernährung des Menschen" elektronisch gespeichert hat?
— daß gegenwärtig jeden Monat etwa 1250 neue Informationen dem Speicher einverleibt werden?
— daß der WID zwecks Sammlung dieser Informationen regelmäßig etwa 550 Fachzeitschriften und andere Periodica, ferner Monographien, Patente, Forschungsberichte u. ä. auswertet?
— daß die neuen Informationen in Form der beiden Bibliographiereihen „Lebensmittelwissenschaft" und „Ernährung" monatlich publiziert werden?
— daß der WID für Sie auf Basis der bisher gespeicherten 265000 Informationen retrospektive maschinelle Literaturrecherchen zu den Sie interessierenden speziellen Fragestellungen auf dem Gebiet „Nahrung und Ernährung des Menschen" durchführt und daß dabei der gewünschte Recherchezeitraum zwischen 1971 und der Gegenwart frei wählbar ist?
— daß der WID Sie monatlich mit den neuesten Informationen zu Ihren Spezialgebieten in Form von Rechnerausdrucken im Rahmen der sog. „Selektiven Informationsverbreitung" (SIV) versorgen kann?
— daß Sie durch Teilnahme an der SIV außer der Selektivität der Informationen auch einen Zeitgewinn von etwa 3 Monaten gegenüber den gedruckten Bibliographien erzielen?
— daß die retrospektiven maschinellen Literaturrecherchen und die Teilnahme an der SIV für Einrichtungen der Akademie der Wissenschaften der DDR sowie für Hochschulen, Universitäten und Medizinische Akademien in der DDR kostenlos sind?

Wenn Sie zu allgemeinen Fragen der Informationsversorgung durch den WID des ZfE Näheres wissen möchten oder falls Sie sich zu Ihren speziellen Informationsproblemen beraten lassen wollen, so wenden Sie sich bitte an

Zentralinstitut für Ernährung
der Akademie der Wissenschaften der DDR
— Abt. Wissenschaftlicher Informationsdienst —
Arthur-Scheunert-Allee 114—116
Bergholz-Rehbrücke
DDR-1505

Anfragen — Antworten

Frage: S. M. aus Karl-Marx-Stadt
Wieviel Cholesterol braucht der Mensch täglich, und wie hoch ist der Gehalt in Butter und Margarine?

Antwort:
Cholesterol ist eine lebensnotwendige Verbindung, die im Körper in verschiedenen Organen — z. B. in der Leber, in der Darmwand und in den Nebennieren — gebildet wird. Daher ist eine exakte Angabe über die Cholesterolmenge, die täglich mit der Nahrung zugeführt werden muß, nicht möglich.
Bei einer gemischten Kost nimmt man täglich im Durchschnitt zwischen 500 und 700 mg Cholesterol mit der Nahrung auf, wobei in Abhängigkeit von den Verzehrsgewohnheiten starke individuelle Schwankungen sowie Unterschiede in den verschiedenen Bevölkerungs- und Altersgruppen auftreten. Die Diät für Herzkreislaufkranke mit einem erhöhten Cholesterolblutspiegel sollte pro Tag höchstens 300 mg enthalten.
Der Cholesterolgehalt beträgt bei Eigelb etwa 1600 mg, bei Leber etwa 320 mg, bei Butter etwa 250 mg, bei der frischen Rahmbutter etwa 140 mg und bei Schmalz etwa 95 mg, jeweils bezogen auf 100 g. Pflanzenöle und Margarine enthalten kein Cholesterol. H.-A. Ketz

Frage: H. St. aus Roßwein
Warum sind Weizenkeime ernährungsphysiologisch so wertvoll, und wozu verwendet man sie?

Antwort:
Bei der Produktion von Weizenmehl fallen etwa 2 bis 3% des Weizenkornes als Weizenkeime ab. Sie sind ein eiweißreiches, vitamin- und mineralstoffhaltiges Produkt und enthalten besonders viel Vitamin E und Vitamin B_1 sowie Phosphor und Eisen.
Weizenkeime werden in der Backwarenherstellung verwendet. Im Haushalt kann man damit Speisen und Gerichte aufwerten oder zur Herstellung einer sogenannten Getreidefrühstückskost einsetzen. Als Kräftigungsmittel werden für Erwachsene täglich 2 bis 3 Eßlöffel und für Kinder 2 bis 3 Teelöffel empfohlen. H.-A. Ketz

Speisequark, 20 % Fett i. T.

Inhaltsstoffe in 100 g eßbarem Anteil

Energie	kJ	460
	kcal	110
Eiweiß	g	10
Fett	g	4,5
gesättigte Fettsäuren	g	2,7
essent. Fettsäuren	g	0,3
Cholesterol	mg	25
Kohlenhydrate	g	6
Mono- u. Disaccharide	g	6
Polysaccharide	g	—
Rohfaser	g	0
Wasser	g	79

Mineralstoffe u. Spurenelemente		
Natrium	mg	33
Kalium	mg	120
Calcium	mg	76
Phosphor	mg	200
Eisen	mg	0,4
Jod	mg	—
Vitamine		
Retinoläquivalente (Vit. A + β-Carotin)	mg	—
Vitamin B_1	mg	0,05
Vitamin B_2	mg	0,30
Vitamin C	mg	—

Der durchschnittliche Abfall käuflicher Ware beträgt 0%. Um 100 g eßbaren Anteil zu erhalten, muß man etwa 100 g einsetzen.

Buttermilchquark, 20 % i. T.

Inhaltsstoffe in 100 g eßbarem Anteil

Energie	kJ	460
	kcal	110
Eiweiß	g	11
Fett	g	4,5
gesättigte Fettsäuren	g	2,7
essent. Fettsäuren	g	0,3
Cholesterol	mg	20
Kohlenhydrate	g	5,8
Mono- u. Disaccharide	g	5,8
Polysaccharide	g	—
Rohfaser	g	0
Wasser	g	79

Mineralstoffe u. Spurenelemente		
Natrium	mg	—
Kalium	mg	—
Calcium	mg	—
Phosphor	mg	—
Eisen	mg	—
Jod	mg	—
Vitamine		
Retinoläquivalente (Vit. A + β-Carotin)	mg	—
Vitamin B_1	mg	—
Vitamin B_2	mg	—
Vitamin C	mg	

Der durchschnittliche Abfall käuflicher Ware beträgt 0%. Um 100 g eßbaren Anteil zu erhalten, muß man etwa 100 g einsetzen.

Harzer Käse, 10 % Fett i. T.

Inhaltsstoffe in 100 g eßbarem Anteil

Energie	kJ	540
	kcal	130
Eiweiß	g	20
Fett	g	3
gesättigte Fettsäuren	g	1,8
essent. Fettsäuren	g	0,2
Cholesterol	mg	14
Kohlenhydrate	g	4,8
Mono- u. Disaccharide	g	4,8
Polysaccharide	g	—
Rohfaser	g	0
Wasser	g	68

Mineralstoffe u. Spurenelemente		
Natrium	mg	1200
Kalium	mg	—
Calcium	mg	50
Phosphor	mg	120
Eisen	mg	0,6
Jod	mg	—
Vitamine		
Retinoläquivalente (Vit. A + β-Carotin)	mg	0,04
Vitamin B_1	mg	0,03
Vitamin B_2	mg	0,36
Vitamin C	mg	—

Der durchschnittliche Abfall käuflicher Ware beträgt 0%. Um 100 g eßbaren Anteil zu erhalten, muß man etwa 100 g einsetzen.

Schmelzkäse, 45 % Fett i. T.

Inhaltsstoffe in 100 g eßbarem Anteil

Energie	kJ	1100
	kcal	260
Eiweiß	g	16
Fett	g	19
gesättigte Fettsäuren	g	11
essent. Fettsäuren	g	1,1
Cholesterol	mg	57
Kohlenhydrate	g	5
Mono- u. Disaccharide	g	5
Polysaccharide	g	—
Rohfaser	g	0
Wasser	g	59

Mineralstoffe u. Spurenelemente		
Natrium	mg	—
Kalium	mg	65
Calcium	mg	550
Phosphor	mg	940
Eisen	mg	1,0
Jod	mg	—
Vitamine		
Retinoläquivalente (Vit. A + β-Carotin)	mg	0,38
Vitamin B_1	mg	0,03
Vitamin B_2	mg	0,38
Vitamin C	mg	—

Der durchschnittliche Abfall käuflicher Ware beträgt 0%. Um 100 g eßbaren Anteil zu erhalten, muß man etwa 100 g einsetzen.

Buttermilchquark 20 % Fett i. T.

Ausschließlich aus Buttermilch hergestellter Frischkäse mit einem angenehm säuerlichen, würzigen Geschmack. Die Gewinnung erfolgt durch Zentrifugieren, Erwärmen und Absetzenlassen von saurer Buttermilch. Buttermilchquark enthält alle Nährstoffe der Milch und ist fett- und energiearm. Der Milchsäuregehalt hat einen günstigen Einfluß auf die Entwicklung von Darmbakterien. Der Lecithingehalt liegt bei 0,12 %.

Empfehlungen für die Diätetik:

Dieses Erzeugnis ist in der Diätetik überall dort einzusetzen, wo auch Speisequark 20% Fett i. T. eingesetzt wird. Als Brotaufstrich findet Buttermilchquark besonders in der Stoffwechselgrunddiät Verwendung. Von vielen Patienten wird der angenehm würzige Geschmack von Buttermilchquark bevorzugt.

Schmelzkäse 45 % Fett i. T.

Aus einer oder mehreren Käsesorten unter Zusatz von 4% Lactat, 4% Citrat oder 2% Polyphosphat als Schmelzsalz gewonnener Käse. Die Herstellung erfolgt nach Reinigung der Ausgangskäsesorte (meist Hart- oder Schnittkäse) durch eine spezielle Zerkleinerung, Zusatz von Schmelzsalz und Erhitzung auf 80 bis 100 °C für 10 bis 20 Minuten. Das flüssige Schmelzgut wird heiß in Formen gegossen und sofort luftdicht verpackt. Zusätze von 1% Gewürzen oder über 4% Paprika oder Kümmel oder von Wurst oder Schinken geben dem Erzeugnis eine spezielle Geschmacksrichtung. Kühl gelagert ist Schmelzkäse mehrere Wochen haltbar.

Empfehlungen für die Diätetik:

In der Diätetik wird Schmelzkäse als Brotaufstrich bei Schonkostformen eingesetzt. Besonders Schmelzkäse neutral oder mit Kümmel wird auch in der strengen Grunddiät gut vertragen. Bei chronischer Niereninsuffizienz ist Schmelzkäse wegen seines hohen Phosphorgehaltes verboten.

Speisequark 20 % Fett i. T.

Ein aus Trinkvollmilch durch Milchsäuregärung oder Labzusatz hergestellter, nicht reifender Käse, der für den baldigen Verzehr bestimmt ist. Aus pasteurisierter Milch mit Zusatz von Bindemitteln gewonnener Speisequark besitzt eine verlängerte Haltbarkeit. Die Verwendungsmöglichkeiten im Haushalt sind sehr vielseitig.

Empfehlungen für die Diätetik:

In der Krankenernährung findet dieser hochwertige Eiweißträger vielseitige Verwendung. Süßspeisen, verschiedene Aufläufe und pikanter Brotaufstrich lassen sich ohne viel Aufwand aus Quark herstellen und bereichern den Speisenplan auch im Krankenhaus. Besonders geeignet ist dieses Produkt für die Kinderernährung. Bei fettreduzierten Kostformen sollte besser Magerquark verwendet werden.

Harzer Käse 10 % Fett i. T.

Aus Sauermilchquark, Labquark oder einem Gemisch aus beiden Quarksorten hergestellter, energiearmer Sauermilchkäse. Die Herstellung erfolgt unter Beteiligung von farbstoffbildenden Bakterien (Gelb- und Rotschmiere). Die unter Bezeichnungen wie z. B. „Bauernkäse", „Handkäse", „Korbkäse", „Spitzkäse" und „Sauermilchkäse — Gelbkäse" bekannten Sorten wurden erstmalig um 1800 in Harzer Hauskäsereien gewonnen.

Empfehlungen für die Diätetik:

Wegen des geringen Fett- und Energiegehaltes ist Harzer Käse ein beliebter Brotbelag bei allen Stoffwechselerkrankungen. Bei verschiedenen Erkrankungen des Magen-Darmtraktes wird dieses Produkt häufig nicht vertragen.